CONTRE-POISONS

DE L'ARSENIC,

DU SUBLIMÉ CORROSIF,

DU VERD-DE-GRIS ET DU PLOMB.

CONTRE-POISONS

DE L'ARSENIC,

DU SUBLIMÉ CORROSIF,

DU VERD-DE-GRIS ET DU PLOMB.

Suivis de trois Differtations intitulées :

La première, Recherches Médico - Chymiques fur différens moyens de diffoudre le Mercure, &c.

La Seconde, Exposition de différens moyens d'unir le Mercure au Fer, &c.

La troifième, Nouvelles Obfervations fur l'Ether, &c.

Par M. Pierre-Toussaint NAVIER, Docteur en Médecine, Confeiller-Médecin du Roi pour les maladies épidémiques dans la Province & Généralité de Champagne ; Correfpondant de l'Académie Royale des Sciences de Paris, Membre de l'Académie des Sciences, Arts & Belles - Lettres de Châlons-fur-Marne, & de la Société & Correfpondance Royale pour les épidémies.

TOME SECOND.

Prix, 4 liv. 10 f. les deux Volumes brochés.

A PARIS,

Chez
{
La Veuve MÉQUIGNON & Fils, Libraires, rue de la Juiverie, en la Cité.
DIDOT le jeune, Libraire de la Faculté de Médecine, Quai des Auguftins.

M. DCC. LXXVII.

Avec Approbation, & Privilége du Roi.

TABLE
DES CHAPITRES
Du second Volume.

CONTRE-POISONS DE L'ARSE-
NIC, DU SUBLIMÉ CORROSIF,
DU VERD-DE-GRIS ET DU
PLOMB.

QUATRIÉME PARTIE.
DU PLOMB.

EXPOSITION DE DIFFÉRENS MOYENS *d'unir intimement le Mercure au fer, & d'une nouvelle méthode de rendre le Mercure soluble dans l'eau, sans le secours d'aucune espèce d'acide : avec des réflexions pratiques sur les effets de ces préparations dans différentes maladies.*

EXPOSITION DE DIFFÉRENS MOYENS, &c.

Nouvelles Observations ſur l'Ether provenant de differentes ſolutions métalliques nitreuſes , ſur les produits qui en réſultent , & ſur ceux de la ſolution du mercure dans les acides nitreux & marins , avec des réflexions ſur l'utilité de ces réſultats pour la pratique de Médecine.

Extrait des Mémoires de l'Académie Royale des Sciences , du 20 *Décembre* 1774.

Fin de la Table des Chapitres.

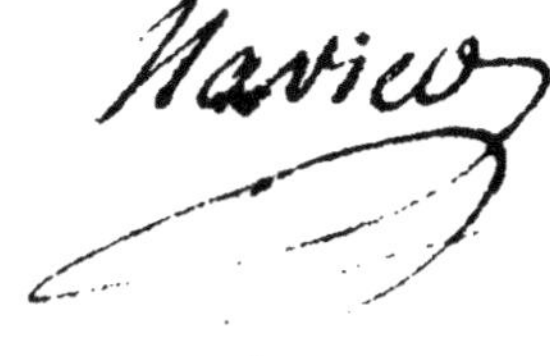

Fautes à corriger dans le second Volume.

PAGE 25 , *ligne* 8 , Observations, *lisez* §. premier,
Observations.
P. 50 , *lig.* 23 , six onces de pluie , *lis.* six onces d'eau
de pluie.
P. 54 , *lig.* 2 , Diennere , *lis.* Diennert.
P. 56 , *lig.* 6 , Banedelin de , *lis.* Bourdelin , de.
P. 66 , *lig.* 19 , une , *lis.* un.
P. 75 , *lig.* 4 , §. III. *lis.* Troisième Procédé.
P. 76 , *lig.* 13 , mercureil , *lis.* mercuriel.
P. 94 , *lig.* 12 , mecure , *lis.* mercure.
P. 98 , *lig.* 5 , matras , *lis.* mortier.
P. 105 , *lig.* 3 , TROISEME , *lis.* TROISIEME.
P. 113 , *lig.* 19 , Note à supprimer.
P. 115 , *lig.* 7 , par , *lis.* faite.
P. 133 , *lig.* 24 , M. Guido , *lis.* M. Danié.
P. 211 , *lig.* 9 , marins , *lis.* marin.

CONTRE-POISONS

CONTRE-POISONS

DE L'ARSENIC,

DU SUBLIMÉ CORROSIF,

DU VERD-DE-GRIS ET DU PLOMB.

QUATRIÈME PARTIE.

Du Plomb.

CHAPITRE PREMIER.

Effets pernicieux du Plomb, & de ses préparations dans l'intérieur du corps.

LE plomb n'est point une substance corrosive, à proprement

Tome II.   A

parler; il produit cependant tous les jours de pernicieux effets dans le corps humain, lorſqu'il s'y eſt introduit, ſoit ſous forme de poudre métallique, ſoit diſſous dans un menſtrue quelconque.

Ce métal eſt la cauſe la plus générale de ces affreuſes douleurs d'entrailles, qui forment une maladie connue ſous le nom de colique de Potier, de Poitou, de Peintres. On pourroit l'exprimer, pour plus d'exactitude, par le terme générique de colique métallique. Quantité d'ouvriers y ſont expoſés par l'uſage ſeul du plomb. Les Peintres, les Plombiers, les Potiers de terre en ſont fréquemment attaqués; mais ils ne ſont pas les ſeuls. Les Cordonniers qui travaillent pour les chauſſures des femmes, les gens qui broyent les couleurs de céruſe, de minium, &c. Les Jardiniers qui compoſent des treillages avec des baguetes de ſapin, déja peintes en céruſe pour la première couche, & qui ont la mauvaife habitude de porter à la bouche la mefure de divifion dont ils fe fervent pour fixer fur les baguetes peintes, la grandeur des quarrés ou des lozanges de ces treillages ; tous ces Artifans éprouvent fouvent ces fortes de coliques. Elles font fuivies communément de paralyfie de tous leurs membres. Nous avons traité avec fuccès plufieurs ouvriers attaqués de cette maladie, par la méthode curative pratiquée à l'Hopital de la Charité de Paris, en la modifiant toutefois, fuivant les circonftances (*a*).

____

(*a*) Rien de plus lumineux pour le traitement de cette maladie que les principes de M. Dubois, confignés dans la thèfe pleine d'érudition, qu'il a fait foutenir fous fa préfidence aux Ecoles de Paris, pour la première fois en 1751. Elle a pour pofition *an colicis figulis vena fectio ?* Ce fçavant Médecin, dont j'ai fuivi la pratique auprès des mala-

Le plomb en maſſe n'a rien de dangereux ; il peut ſéjourner dans les chairs ſans y incommoder autrement que par ſon volume. Perſonne n'ignore que des balles de plomb reſtent des années entières dans différentes parties du corps de ces hommes courageux , qui ont ſacrifié leur perſonne à la défenſe de l'Etat , ſans leur cauſer aucune douleur. Mais lorſque ce métal , réduit en poudre , peut pénétrer dans les entrailles , ſoit ſous une forme sèche comme la pouſſière que les Plombiers avalent , ſoit

---

des de la Charité en 1740 & 41 , aimoit les jeunes Médecins qui l'accompagnoient exactement dans ſa viſite , & leur facilitoit tous les moyens de s'inſtruire , il avoit mérité à juſte titre , la confiance du Public & celle de la grande Princeſſe de Conti en particulier. Nous devons ce tribut de reconnoiſſance à la mémoire de cet illuſtre Membre de la Faculté de Paris.

fous une forme à demi-foluble,
telle qu'eft la cérufe qui eft un
plomb feulement divifé par l'acide
du vinaigre, foit entièrement diffous
dans ce menftrue acéteux, ou dans
des vins verts, c'eft alors qu'il occa-
fionne, dans l'intérieur du corps,
ces douleurs & ces défordres dont
nous venons de parler.

Le plomb ne produiroit pas fans
doute par lui-même, plus de mal
dans les entrailles, que lorfqu'il eft
fixé à demeure dans des mufcles,
s'il n'y rencontroit différens fucs
âcres & acides qui le diffolvent en
partie, ou qui font adhérer les molécules de ce métal dans les pores
& les raifeaux, tant glanduleux que
nerveux des membranes inteftina-
les, & les font agir fur les plexus
nerveux comme autant de coins &
de pointes aiguës & inflexibles.
Nous empruntons cette comparai-
fon de la thèfe de M. Dubois,
Paragr. III. *Nervi onere importuno
gravantur, ... acutioribus & cuf-*

pidibus lancinantur ... veluti cunci,
flecti indociles ... Hinc dolores atro-
cissimi , &c. Ces agens vénéneux
occasionnent un spasme général
dans le système nerveux, & pro-
duisent des douleurs inexprimables.
Le plomb devient donc en s'unissant à des parties âcres & acides,
un poison plus ou moins dangereux,
plus ou moins actif, selon la nature
des sucs qu'il rencontre dans les entrailles.

MM. Duhamel & Grosse ont
démontré que le plomb contient
beaucoup de mercure. Cette portion mercurielle très divisée peut,
sans quitter le plomb, se combiner avec les acides des premières
voies, & favoriser, augmenter
même l'activité du poison que fournit ce métal ; car on sait que le
mercure uni à un acide, ne fût-il
que végétal , peut devenir fort
nuisible. Nous sommes entrés dans
des détails circonstanciés sur cet
objet, dans un Mémoire que nous

avons communiqué à l'Académie des Sciences en 1760, fur les fels neigeux mercuriels.

Les effets vénéneux du plomb n'étant que trop certains, feroit-il poffible de leur oppofer un contre-poifon fpécifique ?

CHAPITRE II.

Moyens de corriger les qualités vénéneuses du Plomb.

LA loi des rapports & des combinaisons nous ouvre une route aussi facile pour attaquer ce poison, que celle que nous avons suivie pour combattre les trois autres poisons corrosifs. Nous rencontrerons cependant des différences dans les affinités des substances que nous devons combiner. Le plomb, par exemple, a moins de rapport avec le souffre que le cuivre; par conséquent les *hepars* ne suffiront pas pour en former le correctif, & pour le dépouiller d'un acide quelconque, qui le tiendroit en solution. Mais si l'on considère combien est superficielle l'adhérence des acides avec ce métal imparfait,

puifque l'eau feule fuffit pour lui enlever une grande partie d'un acide
végétal , même d'un acide minéral , qui le tiendroient en folution ;
on jugera facilement que l'alkali
foit terreux , foit falin des *hepars*,
dépouillera le plomb des acides ,
à la faveur defquels il feroit foluble.
Les *hepars* doivent donc opérer
fur les folutions acides de plomb ,
une décompofition complette &
une union d'autant plus intime du
plomb abandonné à lui-même ,
avec le foufre , que ce métal ne
rencontrera rien qui puiffe l'en
détourner. Il doit auffi fe faire dans
cette combinaifon fur l'alkali de
l'*hepar*, un tranfport de l'acide, qui
auroit tenu le plomb en folution.
Si ces rapports font tels qu'on les
conçoit , nous fommes encore en
poffeffion d'un vrai contre-poifon
des folutions métalliques de plomb ,
foit parfaites foit imparfaites. Il étoit
intéreffant de s'affurer , par des

preuves analytiques, de la vérité de ces principes.

§. Premier,

Solution végérale de plomb précipitée par l'hepar calcaire liquide, & par l'hepar alkalin.

J'ai mis dans un verre de la solution de litharge faite par du vinaigre blanc ; j'y ai versé de l'*hepar* calcaire liquide. A l'inftant il s'eft fait un *coagulum* rougeâtre fort épais. J'ai étendu le tout dans trois ou quatre fois fon volume d'eau de pluie. Le *coagulum* s'eft mis fous la forme d'une fécule abondante fi légère, qu'elle avoit peine à fe précipiter. Alors l'eau ne confervoit plus rien de cette infidieufe faveur fucrée, que l'on fait être particulière aux diffolutions du plomb, fur-tout à celles qui font faites par les acides végétaux. J'ai versé fur une autre portion de la même folution de litarge, de l'*hepar* alkalin liquide ; il en eft réfulté même décompofition , même *coagulum* , même fécule , avec cette différence que celle-ci étoit d'un plus beau rouge que celle qui avoit été formée par l'*hepar* calcaire. Cette couleur s'eft cependant alté-rée , & eft devenue très brune au bout de quelques jours , ce qui annonçoit la combinaifon du plomb avec le foufre.

§. I I.

Solutions du plomb par l'acide nitreux , précipitees par l'addition des alkali.

Je voulois m'affurer fi le plomb diffous dans un autre acide que l'acide végétal , feroit fufceptible des mêmes rapports ; j'ai réitéré les mêmes procédés , avec une folution de plomb faite par l'acide nitreux affoibli. Ils m'ont préfenté les mê-

mes phénomènes. La fécule étoit
cependant d'un rouge plus foncé :
elle eſt devenue dans le laps de
vingt-quatre heures, d'un fort beau
rouge. La couleur noire lui a ſuc-
cédé. Ces expériences ſont donc autant de preuves démonſtratives du
ſuccès que doivent avoir les *kepars*
contre les mauvais effets du plomb.

CHAPITRE III.

Traitement des accidens caufés par le Plomb.

Pour ramener nos expériences à leur objet direct, confidérons ce qui fe paffe dans l'intérieur du corps des perfonnes qui ont bu quelques liqueurs chargées de plomb. Lorfque la folution métallique eft étendue dans les fucs aqueux des organes de la digeftion, elle laiffe précipiter une grande partie du plomb fous la forme d'une poudre très fine. Cette poudre produit une couche ou un enduit léger fur différens endroits de la tunique véloutée de l'eftomac & des inteftins. Le plomb dans cet état conferve une portion d'acide, mais trop légère pour qu'il en réfulte un corrofif capable de déchirer les entrailles : il fait feulement l'office d'un puiſſant ſtimulant toujours préſent , toujours agiſſant. La continuité de ſon action met la tunique nerveuſe inteſtinale dans un état de ſpaſme & de criſpation, d'où réſulte cette colique violente & très douloureuſe , accompagnée d'un pouls petit & ſerré , qui paroît à peine fébrile. Cette maladie porte preſque toujours avec elle , outre ſes autres ſymptômes, un caractère propre & diſtinctif, qui eſt de tenir le ventre dans un état de reſſerrement & d'applatiſſement qui en fait connoître la cauſe. De très célèbres Médecins & des Praticiens conſommés , qui ont apporté une attention particulière à ce genre d'empoiſonnement, ont toujours employé, avec un ſuccès ſoutenu pour combattre les effets du plomb , les émétiques & les purgatifs puiſſans,

______

(*) MM. Burette, Dubois, Lehoc, Bouvard, Combaluſier, &c.

connus fous le nom de mochliques,
dans la vue de fecouer, pour ainfi
dire , la tuniqùe nerveufe intefti-
nale, & d'en enlever la pouffière
vénéneufe métallique, dont la préfence conduit par degrés les malades
au tombeau , ou les jette dans des
paralyfies incurables. Il faut donc ,
dira-t-on , s'en tenir à la méthode
connue. Je fuis d'autant moins porté
à l'exclure, qu'elle m'a réuffi dans
les mêmes circonftances. Je propofe cependant les *hepars fulphuris*
comme le remède le plus propre à
s'oppofer aux effets dangereux de
toute efpèce de folution de plomb.
Voici les raifons fur lefquelles je
me crois fondé à établir ce principe.

§. PREMIER.

Manière dont les hepars fulphuris *agiſſent ſur le plomb pris intérieurement.*

LORSQU'ON a bu une solution de plomb, telle que du vin lithargiré, une portion du métal se précipite, l'autre demeure diſſoute. Les *hepars* décompoſent abſolument cette dernière. Ils n'ont pas la même action ſur la poudre métallique, précipitée ſur le velouté inteſtinal ; mais il eſt facile de la leur concilier. Le plomb ſe diſſout aiſément ; il ſuffira par conſéquent de faire boire abondamment aux malades de la limonade, de l'oximel, ou même de l'oxicrat. Cette boiſſon diſſoudra la poudre métallique du plomb, ſoit qu'elle vienne de ſes ſolutions précipitées, ſoit de la céruſe ou de toute autre préparation de plomb ; & dès-lors on fera certain d'en détruire tout le vénéneux par l'ufage des *hepars fulphuris.*

§. I I.

Comment on doit feconder les bons effets des hepars.

Q U A N D toutes les parties métalliques feront parfaitement précipitées & combinées, avec une grande quantité de molécules fulphureufes, elles feront hors d'état de nuire. Il ne fera plus queſtion que de les expulfer du corps par de doux purgatifs, ou de les attirer en en bas avec des lavemens adouciſſans, lorſque toutes les fécules fulphuro - métalliques feront deſcendues juſques dans les gros inteſtins. Par les moyens que nous propofons, on pourroit éviter aux malades attaqués de coliques de plomb, l'action des émétiques & des purgatifs violens que l'on emploie pour les combattre ; car on peut dire , sans vouloir déprimer leur efficacité, qu'ils fatiguent toujours, par les fortes secousses qu'ils occasionnent , des ressorts aussi délicats que ceux qui composent le corps humain. L'usage en est cependant indispensable & le succès heureux, lorsqu'on est obligé d'enlever les parties métalliques fixées dans les intestins , ainsi que l'a prouvé M. Dubois dans la thèse déja citée.

Les moyens que nous indiquons, n'ont aucun inconvénient ; cependant si les *hepars* liquides répugnent aux malades, on peut , comme nous l'avons observé, les leur prescrire en bols, & leur faire boire par-dessus de l'eau bien chaude.

§. III.

Différences des effets du plomb d'avec ceux des poisons minéraux dont on a traité précédemment. Pourquoi l'usage des mochliques devient salutaire.

Les coliques douloureuses qu'éprouvent les ouvriers qui ont avalé des parties métalliques du plomb, ne surviennent ordinairement que long-temps après , & lorsque ces parcelles minérales se sont fixées dans la texture des intestins. Il faut bien distinguer , dès le commencement, l'action de ce poison de celle des autres poisons minéraux corrosifs , dont nous avons traité. Les effets du plomb ne sont point aussi délétaires. Son action est , au contraire , lente & tardive ; ses molécules n'ont point sphacélé les solides , elles ne les ont pas même entamés. Les malades peuvent, par conféquent, fupporter ordinairement les fecouffes violentes des mochliques que l'on met en ufage pour enlever les parcelles de plomb de leurs inteftins. M. Dubois a décrit d'une manière très fatisfaifante la manière d'agir de ces médicamens dans cette maladie.

Une expérience heureufe, foutenue pendant près d'un fiècle, a prouvé que cette méthode réuffiffoit, & l'on a reconnu qu'un traitement antiphlogiftique n'étoit pas auffi favorable; qu'il amolliffoit trop la fibre, & fembloit y fixer davantage les molécules métalliques. Mais comme les *hepars* ne font ni émolliens ni relâchans, on peut commencer le traitement par leur ufage. S'ils ne procurent pas un prompt foulagement aux malades attaqués de la colique de plomb, il faudra recourir aux mochliques, & fuivre le refte du traitement qu'ils exigent. Nous entendons parler des calmans & des affoupliffans;

car s'ils font nuifibles antérieurement à l'ufage des remèdes actifs,
ils deviennent enfuite indifpenfa-
bles de l'aveu même de M. Dubois.
Nous avons vu fouvent ce célèbre
Praticien ordonner à fes malades,
après l'effet du mochlique, une forte
dofe de thériaque récente.

§. I V.

Dangers des mochliques pour les
tempéramens délicats. Reffources
que préfente en leur faveur l'ufage
des hépars. Manière de les admi-
niftrer.

LES perfonnes d'un tempéra-
ment délicat , & dont la fibre
nerveufe eft très fenfible , font
d'autant plus à plaindre lorfqu'elles
reffentent les effets vénéneux du
plomb , qu'elles ne peuvent être
expofées aux fecouffes des mochliques , fans en éprouver de grands
troubles. On paffe cependant par-

deſſus cet inconvénient, pour aller à l'indication la plus urgente ; car, de deux maux il faut choiſir le moindre, *minima de malis*. Mais s'il exiſte un remède qui puiſſe exempter de ces commotions violentes, inſéparables de la méthode ordinaire, il doit être précieux pour les conſtitutions dont nous parlons, & mérite au moins qu'on éprouve ſon efficacité.

On trouve ce remède & les facilités de le varier dans les trois eſpèces d'*hepars ſulphuris*, les baumes de ſoufre, les liqueurs alkalino-ſalines, même les acidules. Celles-ci offrent le moyen d'aller attaquer les parcelles du plomb juſques dans le tiſſu poreux des chairs, lorſqu'elles y ſont engagées. Elles les diſſolvent par-tout où elles ſe rencontrent, & les réduiſent ſous une forme propre à les ſoumettre au pouvoir correctif des *hepars*, & de toutes les préparations ſolubles de ſoufre. La méthode curative que nous propofons, fe réduit donc à faire boire d'abord des limonades, de l'oxicrat, ou même de l'oximel bien chaud, afin que leur action diſſolvante agiſſe plus promptement ſur le plomb ; à donner, peu de temps après, des *hepars*, ſoit liquides ſoit en bols, & à réitérer alternativement ces fecours juſqu'à la ceſſation des accidens cauſés par les parties métalliques du plomb, car il n'eſt ici queſtion que de ce minéral. Tout Médecin inſtruit ſaura fixer les doſes, & modifier la marche du traitement ſelon les circonſtances.

CHAPITRE IV.

Observations particulières à l'Auteur, & relatives aux quatre poisons métalliques, dont il a traité.

Nous croyons avoir exposé d'une manière assez étendue, les dangers inséparables de l'usage des quatre poisons métalliques dont nous avons traité, & spécialement de celui de l'arsenic. Il est facile de juger, par le grand nombre de procédés dont nous avons donné le détail, de la multitude d'essais & d'expériences qu'il a fallu tenter pour parvenir à constater l'efficacité des contre-poisons que nous avons proposés. Nos recherches ne contiennent que celles qui tendent directement à prouver la vérité des faits. Nous allons terminer ce travail par plusieurs observations qui nous sont

particulières

particulières sur les suites funestes
de l'usage des poisons métalliques,
en les accompagnant de réflexions
relatives à ces accidens. On n'auroit
pu les insérer dans le corps de l'ouvrage, sans détourner l'attention
des lecteurs de l'objet principal.

OBSERVATIONS d'empoisonne-
mens causés par l'arsenic.

NOUS avons déja démontré
que l'usage extérieur de l'arsenic
étoit dangereux & souvent pernicieux ; que l'on pouvoit secourir
les malades plus efficacement &
sans danger, en substituant à ce
poison corrosif un autre caustique,
tel que le sublimé corrosif, ou
mieux encore la pierre à cautère,
& l'expérience nous a fait connoître les bons effets de cette pierre,
pour emporter les glandes & les
ulcères écrouelleux,& dans d'autres
circonstances où l'on n'emploie que
trop souvent l'arsenic ; mais la con-

Tome II. B

sommation que l'on fait de cette
subftance femi - métallique pour
empoifonner les rats & les fouris,
eft l'abus le plus dangereux & celui
qui expofe plus fréquemment les
hommes à en devenir les victimes.
Nous connoiffons trois familles qui
ont été empoifonnées par les fuites
de cet ufage abufif.

PREMIÈRE OBSERVATION.

LA fervante d'un Curé de campagne avoit mêlé fur la table
de cuifine de l'arfenic avec de la
farine pour empoifonner des rats ;
elle effuye négligeamment cette
table, & coupe deffus la viande
de boucherie qu'elle veut mettre
au pot. La foupe faite avec le bouil-
lon de cette viande, empoifonne
plufieurs perfonnes. Le frère du
Curé périt à la fuite des douleurs
les plus cruelles, & le Curé n'é-
chappe à la mort qu'avec peine. La
guérifon des accidens graves qu'il

a essuyé, fut l'ouvrage de plusieurs années. Nous avons déja observé qu'il a dû son rétablissement à l'usage des eaux de Bourbonne, en vertu de l'*hepar sulphuris* qu'elles contiennent.

DEUXIÈME OBSERVATION.

LA famille entière du nommé Duparge, laboureur de cette Ville; le père, la mère, un fils & trois filles sont péris peu de jours après avoir mangé une soupe empoisonnée avec de l'arsenic destiné à détruire les rats. (*a*)

TROISIÈME OBSERVATION.

UNE autre famille de labou-

(*a*) On lit dans les Affiches de Province, n° 30, 31 & 33, année 1772, un Précis de ce fâcheux évènement. M. Missa D. M. P. à qui j'avois envoyé ce Précis, a rendu au Public, le service de le faire insérer dans cet Ouvrage périodique.

reurs compofée de cinq perfonnes, s'eft trouvée empoifonnée au mois d'Août 1773. Cet accident étoit l'effet d'une omelette préparée avec du beurre faupoudré d'arfenic, qu'ils avoient mangée en commun. Comme le poifon étoit en petite quantité, les cinq perfonnes ont eu la vie fauve, fans éviter toutes fois des vomiffemens, des douleurs d'entrailles avec diarrhée, & des maux de tête confidérables. L'ufage feul du lait, tant en boiffon qu'en aliment, a fuffi pour les rétablir.

Prefque tous les empoifonnemens arfenicaux font une fuite du débit de l'arfenic fous prétexte d'empoifonner les rats.

Nous pourrions rapporter beaucoup d'autres exemples pour prouver combien eft dangereufe & funefte la coutume d'empoifonner les rats avec l'arfenic. Si l'on vouloit joindre aux faits dont nous fommes témoins , ceux qui font à la connoiffance de beaucoup de perfonnes, on en compoferoit des volumes. N'eft-ce pas un abus encore plus criant de permettre à des paffans de vendre librement dans les provinces des pâtes pour empoifonner les rats ? Ils proteftent , pour avoir plus de débit , qu'elles ne contiennent rien de dangereux pour les hommes. Je me fuis affuré du contraire par l'examen d'une femblable pâte que l'on m'avoit envoyée de l'Intendance. Une analyfe exacte m'a prouvé qu'elle étoit compofée de farine, de graiffe de cuifine & d'arfenic blanc , à la dofe d'un demi-gros par once de pâte. La proportion du poifon eft confidérable , & l'appât friand auquel elle eft unie , peut donner lieu à des évènemens fâcheux , fur-tout lorfqu'elle eft vendue comme ne contenant rien de dangereux pour les hommes. Si cette pâte étoit cuite , elle ne dif-

féreroit en rien par la faveur &
par l'odeur d'un bon gâteau, &
les enfans en mangeroient avec
autant d'avidité que les rats. J'ai
informé l'acquéreur de cette pâte
du danger qu'il y avoit de s'en fervir ; il fit venir le vendeur, & lui
dit que s'il étoit bien sûr que fa pâte
ne contînt rien de dangereux pour
les hommes, il falloit qu'il en goû-
tât. Sa réponfe, à cette propofition,
fut de fe retirer & de difparoître.

La facilité d'avoir de l'arfenic
pour la deftruction des rats, eft
une tentation prochaine pour favorifer la cupidité, l'intérêt, la ven-
geance, la jaloufie, la haîne, le
défefpoir ; on n'en a que trop
d'exemples.

Quatrième Observation.

Une femme des environs de
cette Ville s'eft empoifonnée de
propos délibéré avec de l'arfenic,
& eft périe en vingt-quatre heures

de temps. Les pourfuites de la Juf-
tice ont conftaté ce fait.

On a empoifonné un Officier
diftingué il y a 7 ou 8 ans par des
œufs brouillés, où l'on avoit jetté
de l'arfenic. Il a furvécu à l'effet
de ce poifon, mais il n'a pu continuer le fervice.

CINQUÈME OBSERVATION.

EN 1750, un Curé de ma connoiffance fut empoifonné par un
malheureux qui mit de l'arfenic
dans le vin deftiné pour la Meffe.
Ce crime eft refté impuni par la
grande charité du Pafteur, qui a
connu l'auteur de fa mort, & ne l'a
jamais voulu déclarer.

Conclufions contre le débit de l'ar-fenic.

IL eft donc bien démontré que
l'arfenic eft toujours pernicieux de
quelque manière qu'on confidère

fon ufage ; que les prétendus avantages qu'on en retire, font l'occafion de tous les malheurs que ce poifon enfante tous les jours. Il eft par conféquent de la plus grande importance de le profcrire du Royaume. On ne peut trop folliciter les perfonnes en place & le Gouvernement à défendre la circulation de l'arfenic dans le commerce, à faire reftituer aux Marchands tout ce qu'ils peuvent en avoir ; en un mot, à prendre les mefures les plus certaines pour fouftraire tous les moyens de s'en procurer.

§. II.

Précautions néceffaires pour le débit du fublimé corrofif.

A l'égard du fublimé corrofif, il n'eft pas également facile de s'en paffer. Cette fubftance eft d'une grande utilité, foit dans les Hopitaux pour faire l'eau phagédénique, ſi utile contre les vieux ulcères, ſoit dans les Pharmacies pour la confection du mercure doux, de la panacée. Les précautions doivent donc ſe borner à faire un règlement de police qui défende aux Apothicaires, aux Epiciers, aux Droguiſtes d'en vendre à qui que ce ſoit, ſans faire déclarer à l'acquéreur l'uſage auquel il le deſtine, & qui ordonne de faire ſigner cette déclaration ſur un regiſtre paraphé du Juge. Ce règlement ſage a déja été publié au ſujet de l'arſenic; mais il faut faire plus par rapport à ce poiſon, & reſtreindre le règlement au ſublimé corroſif. Il faudroit auſſi que l'acquéreur fût accom-pagné d'une perſonne connue, qui cautionnât par ſa ſignature. Cette dernière circonſtance paroît né-ceſſaire pour la ſûreté publique (a).

____

(a) Ces diſpoſitions viennent d'être renouvellées dans la Déclaration du Roi.

B 5

§. III.

Observations sur les dangers de l'usage des vaisseaux & des instrumens de cuivre pour les alimens.

PAR rapport aux vaisseaux de cuivre destinés à préparer les alimens, l'usage en est si universellement répandu, qu'il est bien difficile de réformer cet abus. Si le seul moyen d'y parvenir est de mettre au grand jour les dangers qui en résultent, nous ne pouvions trop y insister. La crainte de mettre sa vie en danger, pourra réprimer peu à peu cette pernicieuse coutume. Elle est si générale, que l'on voit des maisons de campagne où l'on ne se sert, par principe d'é-

____

portant règlement pour les Professions de la Pharmacie & de l'Epicerie à Paris, donnée à Versailles le 25 Avril 1777, regis-trée en Parlement le 13 Mai 1777.

conomie, que de fceaux de cuivre, pour tirer & conferver l'eau. Ces vaiffeaux fe tranfmettent, par fucceffion, de père en fils, fans qu'il foit jamais queftion de les étamer une feconde fois. Quelques-uns ne l'ont peut-être jamais été. Nous avons vu de ces fceaux où il y avoit à peine quelques veftiges d'étamage, & dont les finuofités étoient remplies de verd-de-gris. Nous en avons fait connoître les dangers aux propriétaires, fans peut-être les avoir perfuadé d'en abdiquer l'ufage, & d'y fubftituer des fceaux de bois.

On voit encore des abus plus pernicieux en ce genre ; je veux parler de la bouillie que l'on fait pour les enfans dans des poëlons de cuivre. Quantité de mères & de nourrices, non feulement y préparent, mais même y confervent, du matin au foir & du foir au matin, la bouillie deftinée à nourrir leurs enfans. Elles ont coutume d'en faire le double , pour s'éviter la peine de recommencer auſſi ſouvent ; & parmi les pauvres, pour épargner le bois dont ils manquent ſouvent. Un peu de chaume leur ſuffit pour réchauffer l'ancienne bouillie qu'elles délayent avec du lait. Combien de parcelles de verd-de-gris paſſent inévitablement dans les entrailles des enfans que l'on alimente de la ſorte ? car la même faute ſe répète tous les jours. On les voit auſſi jetter habituellement de grands cris, que les nourrices attribuent avec raiſon à des tranchées. Les contractions qu'éprouvent alors les muſcles du bas-ventre de ces enfans , prouvent que la cauſe déterminante des douleurs réſide dans les inteſtins ; mais elles n'en ſoupçonnent pas la véritable cauſe. Quelques-unes de ces femmes ſe ſervent, à la vérité, de poëlons étamés ; mais les ſoins ſoldés d'une nourrice ne la rendent pas fort attentive ſur l'étamage, qui d'ailleurs n'eſt pas ſans danger. Telle eſt ſouvent la cauſe de l'état de dépériſſement & d'étiſie, dans lequel les parens reçoivent leurs enfans de ces mains mercénaires, auxquelles ils les ont confiés aveuglement & ſans conſerver ſur leur conduite aucune inſpection. Combien de ces tendres victimes dont ils ne revoient plus que les dépouilles !

L'œil obſervateur du Médecin découvre une multitude de dangers, auxquels perſonne ne fait attention, quoi qu'ils ſoient faciles à appercevoir. Toutes les cuiſines ſont garnies de paſſettes de cuivre non étamé, percées de mille trous à travers leſquels on exprime les pois, les lentilles; pour faire les purées, & différens coulis; ſi bien nétoyées qu'on les ſuppoſe, elles ne le ſont jamais & ne le peuvent être dans les trous; car l'écurage le plus exact ne peut enlever les couches de verd-de-gris qui reſtent dans l'épaiſſeur de chaque trou. Pour y parvenir, il faudroit ſe ſervir d'une broſſe, ou d'un pinceau de ſoie de porc. Cette réflexion n'eſt ſans doute jamais venue dans l'idée d'une cuiſinière, ſi propre qu'on la ſuppoſe. Le ſeul remède à ces inconvéniens, eſt que ces uſtenſiles ſoient de fer.

§. I V.

Obſervations ſur les dangers du plomb diſſous dans les vins. Néceſſité de renouveller les anciens règlemens à cet égard.

Le plomb ne paroît pas préſenter autant de dangers que le cuivre. Cependant, on fait l'abus meurtrier qu'en font certains Marchands de vin pour corriger la trop grande verdeur des mauvais vins qu'ils veulent débiter. On n'a point encore oublié combien de milliers d'hommes ſont péris en Allemagne

pour avoir bu du vin qu'on avoit pré-
tendu corriger avec de la litharge.
Ce fait eſt conſigné dans une Diſ-
ſertation publiée à ce ſujet par M.
Zeller, qui a pour titre : *De vinis Li-
thargyro mangoniſatis.* Combien
n'y a-t-il pas eu dans Paris & ailleurs
de vins empoiſonnés de la même
manière ?

Le Miniſtère public a paru au-
trefois fort attentif à ce dernier
objet. L'on avoit créé des charges
d'*Inſpecteurs aux boiſſons* , qui
étoient remplies par des gens inſ-
truits , & l'on avoit aſſigné ſur la
vente des vins un droit qui pût in-
demniſer des frais des Inſpecteurs.
On perçoit encore actuellement ce
droit ſur la vente des vins ; mais
s'occupe-t-on de remplir les inten-
tions du Légiſlateur ?

Ne ſeroit-il pas de la ſageſſe du
Miniſtère de remettre cette Loi en
vigueur , même de commettre des
perſonnes intelligentes & bien inſ-
truites des dangereux effets des

poifons corrofifs, des moyens d'y obvier, & d'y remédier, pour veiller à empêcher le débit de ces fubftances vénéneufes, ainfi que celui des vins *maingonés*, avec la litharge, ou avec d'autres préparations de plomb qui ont déjà été fi funeftes à une multitude de perfonnes.

Tous les Marchands de Vin, tant à Paris que dans les grandes Villes, font en ufage par un principe d'œconomie, d'avoir de grandes tables de plomb inclinées en forme d'entonnoir au-deffus defquelles on mefure tout le vin que l'on débite, afin que celui qui fe répand, foit conduit par le moyen d'un tuyau dans un vaiffeau deftiné à le recevoir (*a*). Leur intention eft fans

---

(*a*) On doit cette obfervation intéreffante à M. Miffa, qui l'a rendue publique par la voie du Journal de Médecine. Avril. 1755.

doute de faire repaſſer ce vin dans
le débit, ou au moins d'en faire du
vinaigre. Tout le monde comprend
que le vin qui a parcouru les plaques
de plomb ſur leſquelles on l'a verſé,
eſt inévitablement chargé des parcelles de ce métal qu'il a diſſoutes.
Il eſt important d'empêcher cet
abus, & d'obliger les Marchands
de vin de ſubſtituer à ces plaques
de plomb, des cuvettes de bois ou
de grands entonnoirs ſemblables à
ceux dont ſe ſervent les Tonneliers
pour entonner le vin dans les poin-
çons.

Concluſion de l'Ouvrage.

L'importance de tous les
objets que nous avons traité, exigeoit que l'on inſiſtât ſur chacun
d'eux ſans craindre de paroître long
& minutieux. Nous avons en conſéquence rendu avec la plus grande
fidélité, & la plus ſcrupuleuſe exactitude, tous les procédés, & toutes

les découvertes que nous avons jugés devoir être de quelqu'utilité dans des circonstances aussi fâcheuses que les empoisonnemens. Puissent les précautions que nous proposons pour éviter ces malheurs, rendre inutiles les contre-poisons qui ont fait le principal objet de cet Ouvrage. Puissent les mêmes contre-poisons, racheter à la vie ceux que des circonstances fâcheuses & imprévues mettront dans la nécessité d'y avoir recours.

Fin de l'Ouvrage sur les Contre-Poisons.

RECHERCHES

MÉDICO-CHYMIQUES

Sur différens moyens de dissoudre le Mercure par l'acide végétal, par l'acide animal, & par quelques sels neutres ; avec un examen des avantages que la Médecine-pratique peut attendre du Mercure sous ces différentes formes.

EXTRAIT

Des Mémoires de l'Académie Royale des Sciences, du 19 Mars 1760.

EXTRAIT du rapport de MM. les Commiſſaires.

MESSIEURS les Commiſſaires, après avoir rendu compte des procédés de M. Navier pour obtenir des ſels végétaux-mercuriels par le moyen des différens acides végétaux, tels que le vinaigre diſtillé, les jus exprimés des limons , du verjus & de l'oſeille , obſervent que M. Margraff a fait à-peu-près les mémes procédés ſur le mercure, qu'il a obtenu les mémes produits & que *ses expériences ont été rendues publiques avant celles de M. Navier, savoir dès l'année 1746, dans le volume de l'Académie de Berlin de cette année; ils entrent à cet égard dans des détails très satisfaisans.*

Ces MM. remarquent de plus que plusieurs observations leur sont communes avec M. Navier; qu'elles ont été exposées à l'Académie dans le rapport qu'ils ont fait au mois de Juillet 1759, après avoir analysé le remède du sieur Keyser, envoyé par M. le Maréchal Duc de Biron. Ils ajoutent ensuite:

Les dissolutions du mercure par la crême de tartre, & par l'acide animal du petit lait, appartiennent à M. Navier; elles n'ont été données jusqu'ici par aucun Auteur: il y employe, comme pour les dissolutions précédentes, le mercure précipité par l'alkali fixe, après avoir été dissous par l'acide nitreux.

Il est à remarquer dans cette dissolution du mercure par la crême

de tartre, que le tartre fe précipitant à mefure que la liqueur fe refroidit, le mercure qui s'y eft joint,
doit fe précipiter en même-temps;
mais par une adreffe particulière,
M. Navier retient le tartre & le
mercure dans la liqueur : c'eft en
y fondant une petite quantité de
borax : on fait, par des expériences
de M. le Febvre, communiquées
à l'Académie, que la crême de tartre devient foluble par fa combinaifon avec le borax.

Par d'autres expériences, M.
Navier a combiné le mercure,
tant avec l'alun qu'avec le fel ammoniac : ces combinaifons lui ont
également réuffi par la voie sèche
& par la voie humide. Après avoir
trituré douze grains de précipité
mercuriel avec demi-gros d'alun
crud en poudre, fi l'on expofe le
mélange fur un feu doux dans une
capfule, il prend en fe défféchant
une couleur jaune : il s'en échappe
des vapeurs nitreufes, qui démon-

trent que le précipité mercuriel retient toujours un peu d'acide ni- treux. Cet acide ne pouvant être chaffé par l'acide végétal, il s'en fuit que les préparations mercuriel- les décrites ci-deffus, ne font pas auffi pures qu'elles devroient l'être pour les ufages de la Médecine, & que pour les employer avec fûreté, il faut recourir à d'autres procédés indépendans de l'action des acides minéraux. Nous obferverons en- core dans cette expérience qu'il s'y forme un turbith minéral, par l'union d'une parie du mercure avec l'acide vitriolique. Ce turbith tombe en poudre jaune au fond du vaiffeau, lorfqu'on verfe de l'eau chaude fur le mêlange. Une autre partie de la dofe de mercure refte fufpendue avec l'alun dans la li- queur. Ici l'acide quitte une bafe terreufe abforbante pour s'unir avec une fubftance métallique; ce qui fait une exception à la table des rapports de M. Geoffroy.

Quand

Quant à la combinaison du mercure avec le sel ammoniac, elle ne peut être regardée comme nouvelle. On la doit à feu M. le Comte de la Garaye. C'est un des remèdes que ce digne citoyen employoit dans son hopital, suivant le rapport qu'en á fait M. Macquer à l'Académie, à son retour de Bretagne en 1753.

On n'a pas besoin d'employer le mercure précipité de l'acide nitreux, pour combiner ce minéral avec le sel ammoniac. Il suffit, comme on le voit dans les procédés de M. Navier, de triturer dans un mortier de verre, du mercure coulant avec demi - partie & même partie égale de sel ammoniac, jusqu'à ce que le mélange ne forme plus qu'une poudre grise : on l'expose alors dans un matras au feu de sable : il se sublime un sel ammoniaco - mercuriel en cristaux blancs fins, & légers. Si l'on fond ce sel sublimé dans de l'eau de pluie, la dissolution dépose

Tome II.   C

une grande quantité de poudre blanche, qui ne laiſſe ſur la langue aucune impreſſion d'âcreté, & dont la ſaveur eſt même très douce. Si l'on raſſemble cette poudre pour la ſublimer une ſeconde fois après l'avoir triturée avec le mercure, ce ſecond ſublimé ſe forme en feuillets luiſans d'une grande blancheur, auſſi légers que ceux du ſel ſédatif. Ces criſtaux, ſuivant M. Navier, ſont beaucoup plus doux que la panacée mercurielle : la poudre blanche qui ſert à les former, ſe diſſout en plus grande quantité, & en moins de ſublimations que le mercure coulant. En exécutant ces procédés, l'Auteur a remarqué qu'on produit un froid extrême, ce ſont ſes termes, au moment où l'on fond dans l'eau les ſublimés ammoniaco-mercuriels : il rapporte qu'en fondant dans cinq ou ſix onces de pluie, une demi-once de ce ſel ſublimé trois fois, il a vu de la glace ſe former à la ſurface extérieure du ma-

tras qui étoit mouillée. Cette obfervation eft fort importante. Dans
les différens procédés où le fel ammoniac fe combine avec le mercure, il s'échappe une foible odeur
urineufe : elle indique que le fel
ammoniac y fouffre une légère décompofition : une portion de l'acide marin quitte fa bafe volatile pour
s'unir au mercure : ce qui fait encore une exception à la table des
rapports; mais il refte beaucoup
d'alkali volatil dans le fel ammoniaco-mercuriel, qui paroît compofé
de ces trois principes unis, le mercure, l'acide marin & l'alkali volatil.

Ce fel a déja été employé avec
fuccès au traitement des maladies
vénériennes. M. Navier s'eft affuré
par des expériences faites avec foin,
que ce fel ammoniaco-mercuriel
fait la plus grande & la principale
partie du remède connu fous le nom
d'*Effence anti-vénérienne du fieur
Mollée.*

C 2

Enfin M. Navier a combiné le
fel ammoniac avec le cinnabre, en
l'employant de même que le mercure coulant : » On obtient, dit-il,
» par ce procédé, un fublimé blanc
» cryftallin, qui paroît être de la
» même nature à-peu-près que ce-
» lui qui réfulte de l'union du fel
» ammoniac avec le mercure cou-
» lant, fi ce n'eft que ce fel empor-
» tant dans la fublimation une por-
» tion de l'acide auquel ce mercure
» eft uni dans le cinnabre, il en ré-
» fulte une faveur plus vive & une
» activité plus marquée « : il femble que ce fel pourroit être avanta-
geufement employé pour les maladies qui portent à la peau. Il a, comme les précédents, l'inconvénient
de retenir une portion de l'acide
minéral. On fait que la plûpart des
combinaifons du mercure avec les
acides minéraux purs, font corrofi-
ves & dangereufes. Pour éviter l'em-
ploi de ces acides dans la compofition des fels végéto-mercuriels, M.

Navier a eu recours à la méthode donnée anciennement par M. Homberg & pratiquée depuis par M. Boerhaave en 1732 (voyez les tranfactions philofophiques, année 1732 n°. 430). Elle confifte à divifer extrêmement le mercure, & à le réduire fans intermède en une poudre très fine, par la feule action d'un mouvement long-temps continué. A cet effet M. Navier a mis une demi-once de mercure coulant dans une forte bouteille de verre bien bouchée, & vuide en partie : il a fufpendu cette bouteille au haut d'une perche de fept à huit pieds : l'autre bout de la perche portoit fur les dents du rouet d'un moulin à eau, & paffoit dans un anneau de fer autour duquel elle pouvoit être balancée. Ce rouet ayant 32 dents, & faifant douze tours par minute, donnoit dans ce court efpace de temps 384 fecouffes à la bouteille : par cette violente agitation, une partie du mercure s'est trouvée au bout de 15 jours convertie dans la bouteille en une poudre subtile d'un brun rougeâtre. M. Navier se pressa d'y verser du vinaigre distillé; il vit qu'en cet état le mercure étoit violemment attaqué, & très promptement dissous, même à froid, par l'acide végétal. Voilà donc un moyen de préparer les sels mercuriels acéteux, & vraisemblablement plusieurs autres, sans l'entremise des acides minéraux. Nous avons lieu de conjecturer que les remèdes antivénériens du sieur Keyser font préparés par une trituration du mercure coulant de l'espèce de celle qu'on vient de décrire. Déja plusieurs de ces sels mercuriels ont été employés dans la Médecine par MM. Keyser, Mollée, Dieunere & Navier : & avant eux par M. le Comte de la Garaye.

Après en avoir fait un assez long usage, M. Navier assure qu'ils n'ont

rien de pernicieux, qu'il n'en a point
vu de suites fâcheuses. Il les préfère à
toutes les autres préparations du sel
ammoniaco-mercuriel, mais il pense que le mercure coulant éteint
dans les graisses, ou joint avec le
camphre, a des effets plus prompts,
lorsqu'on l'employe extérieurement
& par friction suivant la méthode
usitée. En même-temps il observe
d'après les expériences qu'il a faites,
que les sels mercuriels indiqués ci-
dessus, sont beaucoup plus efficaces
que le mercure coulant lorsqu'il
s'agit de détruire les affections scrophuleuses, dartreuses, chancreuses
& autres semblables. Il est à souhai-
ter que les expériences se multi-
plient pour nous éclairer davantage
sur les propriétés, sur les inconvéniens, & sur le choix de ces nouvelles préparations mercurielles.
Cette matière mérite d'être encore
approfondie ; & nous invitons M.
Navier à la suivre. Nous croyons

que son Mémoire mérite d'être imprimé parmi ceux qui sont approuvés par l'Académie.

Fait au Louvre, le dix-neuf Mars 1760, & ont *signé* MM. DUHAMEL DU MONCEAU, HELLOT, BANEDLIN DE MONTIGNY.

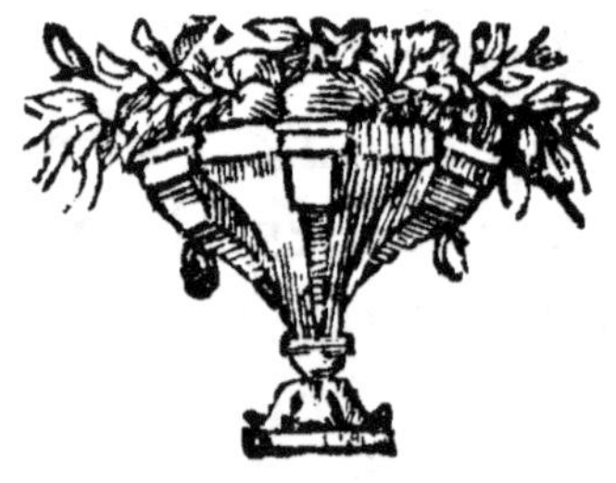

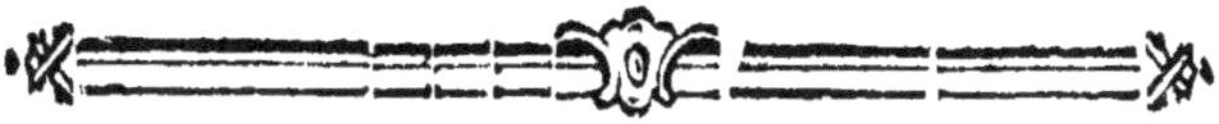

RECHERCHES

MÉDICO-CHYMIQUES

S u r différens moyens de diſſoudre le Mercure par l'acide végétal, par l'acide animal, & par quelques ſels neutres, avec un examen des avantages que la Médecine-pratique peut attendre du Mercure ſous ces différentes formes.

CHAPITRE PREMIER.

Inconvéniens des combinaiſons du mercure avec les acides minéraux.

LE mercure eſt devenu depuis long-tems entre les mains de la médecine un moyen très efficace

C 5

pour combattre beaucoup de maladies rebelles à toute autre espèce de remède. On s'est appliqué à chercher, dans ce Protée métallique, des préparations qui pussent venir au secours de l'humanité dans différens maux dont elle n'est que trop souvent affligée. Telle est l'origine de cette immense quantité de procédés tentés sur le mercure, dont la plupart des résultats ne nous ont procuré que des remèdes corrosifs. La médecine véritablement amie des hommes & toujours occupée du soin de les soulager, a désigné, conformément aux loix de la prudence, ceux de ces remèdes qui devoient être réservés pour les usages de la chirurgie, en fixant aussi ceux qui peuvent être employés intérieurement. Elle a sçu en faire un choix convenable, & déterminer les circonstances dans lesquelles on doit les employer ou s'en abstenir : imbue de cet axiôme *natura blandiri amatur*, elle a donné la préférence dans bien des cas aux préparations de mercure qui le font rouler sous une forme globuleuse dans toute l'économie animale, persuadée que c'étoit la forme la plus convenable pour qu'il pût pénétrer d'une manière non tumultueuse & amie de la nature, les fluides & les solides jusque dans leurs dernières divisions ; le Médecin ne peut procéder utilement en faveur des malades qu'autant que la nature se prête à ses vues, c'est ce que Celse a très bien exprimé en peu de mots : *repugnante naturâ, nihil proficit medicina.*

La difficulté de porter la division globuleuse du mercure au point d'atténuation que l'on peut désirer pour l'administrer avec plus de succès, a fait imaginer de le dissoudre au moyen des acides minéraux. On peut, à la vérité, diviser le mercure à l'infini, & le faire prendre en quelque sorte sous forme aqueuse en étendant ces solutions dans une grande quantité de fluide, mais la propriété corrosive qu'ac-quière ce métal, par sa combinaison avec les acides minéraux, rend très réservé sur l'usage des solutions de cette nature. La médecine en a consacré plusieurs pour les usages extérieurs, & s'est appliquée à en corriger plusieurs pour les employer intérieurement ; elle est parvenue à les adoucir & à les employer avec succès dans bien des circonstances ; mais on ne peut se dissimuler que dans d'autres elles occasionnent de grands désordres dans l'économie animale, sur-tout chez des sujets dont les fibres sont susceptibles de s'irriter facilement.

CHAPITRE II.

Combinaisons du mercure avec l'acide végétal.

JE me suis persuadé que ce seroit rendre un service essentiel à l'humanité que de découvrir des moyens de pouvoir administrer le mercure sous une forme aqueuse , sans recourir aux acides corrosifs. Je m'en suis occupé , & mes recherches n'ont point été infructueuses ; j'ai tenté mes premières expériences sur les acides végétaux , dont l'action est très douce , & avec lesquels nos corps sont pour ainsi dire familiarisés , puisque nous en faisons un usage journalier , soit dans les alimens , soit dans les boissons.

PEMIER PROCÉDÉ.

Manière d'obtenir un mercure très divisé que l'on appelle précipité mercuriel alkalin ; *phénomènes que présente sa préparation.*

JE concevois que pour donner prise aux acides végétaux sur le mercure, il falloit le mettre sous une forme qui présentât beaucoup de surfaces, j'ai jugé que le précipité rouge alkalin de ce minéral extrêmement divisé & adouci par les lotions, pourroit favoriser mes vues (a). Pour cet effet j'ai pris une

-----

(a) MM. Duhamel, Hellot, Bourdelin, de Montigny, nommés par l'Académie pour examiner mon Mémoire, disent dans le rapport qu'ils en ont fait, que M. Margraff a dissous le mercure précipité de sa solution nitreuse, par l'alkali fixe, par le vinaigre distillé, par le jus de citron, par le vin du Rhin & par le sel d'oseille ; que cela est rapporté dans

certaine quantité de mercure dissous par l'esprit de nitre. Après l'avoir étendu dans beaucoup d'eau de pluie filtrée, j'y ai versé de l'huile de tartre alkaline jusqu'à la préci-

---

le Volume de l'Académie de Berlin pour l'année 1746. Il sera toujours flatteur de se rencontrer dans ses travaux avec un sçavant de la célébrité de M. Margraff. J'observerai cependant que je n'avois aucunes connoissances de ce fait, ainsi que MM. les Commissaires le présument, & que mes Journaux d'expériences prouvent que j'avois commencé mes recherches sur cet objet dès le mois de Juillet 1737, tems auquel j'avois dissous pour la première fois, du mercure précipité rouge alkalin avec du vinaigre distillé, ce qui m'avoit produit, par une évaporation lente au soleil, une très belle végétation saline qui s'étoit élevée jusque par-dessus les bords du verre. Voilà ce qui se trouve dans mon Journal de l'année 1737, mais d'autres travaux académiques ne m'ont permis de reprendre ce travail que de tems à autres.

pitation totale du mercure. Ce précipité a été enfuite féparé par le
filtre, puis adouci par plufieurs lotions d'eau de pluie chaude, & féché
à l'étuve. Dans cet état il étoit d'une
couleur rouge briquetée & d'une
faveur très douce. Je confidère
cette préparation de mercure comme dépouillée de parties acides
plus qu'aucune autre de ce genre,
en forte qu'on peut la regarder
comme un *précipité de mercure
alkalin*, je le nommerai ainfi pour
le diftinguer du précipité rouge
qui eft corrofif. Il faut convenir
néanmoins que cette préparation
contient encore réellement quelques légères parties acides, comme
on s'en affure aifément par les effais fuivans. 1°. Les premières lotions de cette fécule rouge mercurielle précipitent en blanc par
l'addition du fel ammoniac ; 2°. le
précipité étant foumis à l'épreuve
du feu, fe revivifie s'il n'a pas été
lavé ; 3°. une grande chaleur n'en

enlève prefque rien s'il a été bien adouci par l'eau chaude ; encore ce qui s'eft élevé n'eft-il qu'un fubli-mé rouge extrêmement léger. La précipitation en blanc par le fel ammoniac annonce inconteftable-ment que les premières lotions te-noient des parties mercurielles en folution, ce qui ne peut être arrivé que par l'intermède de quelques parties acides. D'ailleurs, la fubli-mation & la réduction du mercure démontrent que ce fluide métal-lique doit fa révification à l'union des parties acides avec l'alkali qui n'ont point été enlevés par les folu-tions. Enfin ce précipité ne peut ré-fifter à l'action du feu que parce qu'il eft intimement uni à l'acide nitreux en quelque petite quantité qu'on le fuppofe.

Il fe paffe quelque chofe de fort fingulier dans la préparation du précipité mercuriel alkalin. Si l'on verfe deux gros d'huile de tartre alkaline fur un once de folution mercurielle faite avec deux parties d'acide nitreux médiocrement fort & une de mercure, il se fait à l'instant une violente effervescence, & le mêlange devient rouge & trouble. Mais en agitant ce vaisseau la liqueur redevient diaphane sur-le-champ, il paroît assez surprenant que deux gros d'un alkali aussi fort qu'est celui du tartre, ne fasse rien précipiter, malgré la quantité d'acide qu'il faut pour saturer cet alkali. Il y a lieu de croire que ce phénomène est produit par l'excédent d'acide de la solution, & que d'ailleurs les pointes acides qui tiennent le mercure en solution ne sont engagées dans ce minéral que par une de leur *latus*, tandis qu'elles présentent l'autre de manière à saturer une certaine quantité d'alkali, sans abandonner néanmoins, si ce n'est pour fort peu de tems, les parties métalliques qu'elles s'étoient appropriés & dont elles ne se dépouillent que comme malgré elles. En effet, si l'on continue de verser peu à peu du même alkali sur cette solution mercurielle, elle se trouble & s'éclaircit de nouveau en l'agitant & ne cesse de s'éclaircir que lorsqu'elle approche du degré de saturation. Cette explication paroît développer d'une manière satisfaisante le méchanisme du phénomène que je viens d'exposer. On ne peut donc admettre avec M. Staahl que ce soit l'alkali qui dissolve le precipité métallique mercuriel qui se forme d'abord, mais d'une manière momentanée, dans le procédé de sa teinture martiale alkaline; car on observe absolument les mêmes particularités lorsqu'on la fait avec attention: en effet, en versant l'huile de tartre alkaline sur la solution martiale destinée à faire cette teinture, le fer paroît se précipiter, mais l'espèce de *coagulum* métallique se redissout en agitant le mêlange. Lorsqu'au contraire l'on approche du degré de saturation, la substance

martiale fe précipite & ne fe diffout plus, quoique la folution métallique ait encore une légère faveur acide. M. Staahl n'a donc
pu dire ftrictement que fa teinture
fût alkaline. On peut cependant en
faire une qui foit vraiment alkaline;
j'ai tenté nombre d'expériences qui
conftatent que l'on peut obtenir
une teinture martiale où l'alkali
domine beaucoup, comme on l'a
vu dans la partie des contre-poifons
à l'article du fublimé corrofif.

DEUXIÈME PROCÉDÉ.

*Combinaifon du vinaigre diftillé
avec le précipité mercuriel alkalin;
phénomènes qu'elle produit.*

APRÈS avoir obtenu du précipité
mercuriel alkalin, préparé avec
foin, fi l'on en met quinze à vingt
grains dans une once de vinaigre diftillé, qu'on mette le tout dans un petit
matras fur un feu doux, le précipité

se dissout en partie dans l'espace de quelques minutes d'ébullition & la solution reste limpide. Si l'on met une goutte de cette solution sur du cuivre poli, il s'y forme à l'instant une tache grise produite par le transport de l'acide végétal sur le cuivre, en même-tems qu'il abandonne le mercure qui se dépose sur ce métal. Si l'on frotte alors l'endroit du cuivre, touché par la solution, il blanchit, ce qui est une preuve incontestable de la présence du mercure dans cette solution. Une goutte mise sur la langue occasionne une legère astriction, mais son effet n'approche en rien de l'action des solutions mercurielles faites par les acides minéraux, sur les mêmes organes ; en supposant même que ces dernières solutions soient étendues dans quelque fluide. Enfin si l'on verse sur la solution végéto - mercurielle des alkalis fixes ou volatils, ils font précipiter beaucoup, chacun à sa manière, l'un en rouge pâle & l'autre en blanc. Je crois avoir remarqué que le second précipité, obtenu par l'alkali du tartre, étant bien lavé, étoit plus alkalin que le premier & se dissolvoit plus facilement par l'acide du vinaigre. Quand la solution végéto - mercurielle, dont je viens de parler, est refroidie, elle se trouve remplie d'une infinité de crystaux disposés en espèces de petits globes irréguliers ou petits pelotons, composés de crystaux fins, figurés partie en aiguilles, partie en petites lames. La plus grande quantité de ces pelotons est précipitée au fond, d'autres restent à la superficie de la liqueur. Si l'on ajoûte dans le vaisseau trois ou quatre fois autant d'eau de pluie bouillante qu'il y a de liquide, les crystaux se fondent, mais la liqueur étant filtrée, chaude & ensuite réfroidie, les crystaux reparoissent sous une forme encore plus brillante à raison de leur blancheur, de leur fineſſe & de leur légereté, ce qui leur donne beaucoup de reſſemblance avec le ſel ſédàtif ſublimé. Cette liqueur étant filtrée de nouveau, les cryſtaux qui reſtent ſur le filtre de papier, y prennent en ſe ſéchant la forme d'une feuille d'argent battu qui a la ſingulière propriété de s'attacher aux doigts lorſqu'ils ſont chauds & ſecs comme après un corps électriſé. Cette matière argentine ainſi deſſéchée, blanchit le cuivre en la frottant un peu fort ſur ce métal. Quoiqu'elle paroiſſe très douce ſur la langue, elle laiſſe néanmoins un peu d'âcreté dans le goſier. En expoſant cette matière dans un petit matras ſur un feux doux, il s'en échappe la partie acide du vinaigre que l'on diſtingue aiſément à l'odorat. Il s'élève enſuite à la partie ſupérieure du vaiſſeau des globules mercuriels très fins, & il reſte au fond une poudre noire très légère & en très petite quantité. Cette poudre étant frottée fur le cuivre n'y laiffe aucune impreffion mer-curielle. Je n'ai pu obtenir une affez grande quantité de cette matière noire pour pouvoir en examiner à fond la nature qu'il paroîtroit important de connoître. La forme des cryftaux fins & en aiguilles venoit probablement de l'union de cette matière noire avec le vinaigre ; car le mercure & le vinaigre ne forment point de pareils cryftaux, ce qui fait foupçonner qu'elle participeroit de la nature du plomb. On fait d'ailleurs que le mercure en eft fouvent imprégné (j'ai reconnu depuis que cette matière noire étoit en grande partie ferrugineufe) la matière noire réfultante des cryftaux mercuriels neigeux eft du fer en grande partie comme je le prouve dans le mémoire fur le mercure uni au fer communiqué à l'Académie en 1764, & qui eft imprimé dans ce volume à la fuite de la préfente differtation. Si l'on l'on verse de nouveau du vinaigre distillé sur le marc du précipité mercuriel qui a formé les beaux crystaux fins dont nous venons de parler, il ne s'y en forme plus qu'une très petite quantité.

Découverte de la composition des dragées anti-vénériennes du sieur Keyser.

MESSIEURS les Commissaires, en parlant de l'analyse qu'ils avoient faite du remède *ou des dragées du sieur Keyser* disent, dans leur rapport de mon mémoire : » Nos ex- » périences ont constaté que ce » remède n'est autre chose que le » mercure dissous par l'acide du vi- » naigre «. Or, c'est positivement un des procédés que je communique dans ce mémoire, en donnant la manière d'en faire un sel neigeux. Le sieur Keyser faisoit un grand secret de cette préparation, tandis que nous en publions ici les procédés dans le plus grand détail. Nous avons même ajouté que le mercure coulant réduit en poudre de la manière que nous indiquons, pouvoit se dissoudre facilement par l'acide du vinaigre. MM. les Commissaires disent dans leur rapport qu'il y a lieu de conjecturer que les remèdes antivénériens du sieur Keyser sont préparés par une trituration du mercure coulant. Nous avons donc découvert complettement & communiqué au public la connoissance du remède du sieur Keyser, en indiquant les procédés du sel neigeux dans ce mémoire. Mais il s'en faut de beaucoup que nous croyons ce remède aussi doux & aussi innocent que le sieur Keyser l'a pensé. Car toutes les fois que ce mercure sera uni à un acide même végétal, il deviendra nuisible si il est donné sous une forme sèche concentrée & à grande dose, comme l'administre le sieur Keyser en faisant prendre une grande quantité de ſes dragées, car elles ne ſont compoſées que de ſucre & de ſel mercuriel neigeux.

§. I I I.

Combinaiſons des ſucs de limons, de verjus & d'oſeille, avec le précipité mercuriel alkalin. Phénomènes de ces combinaiſons.

IL ne paroiſſoit pas naturel de borner à la ſeule action du vinaigre ſur le mercure des recherches qui pouvoient devenir très intéreſſantes : la combinaiſon du vinaigre avec ce Protée des métaux me laiſſoit entrevoir que je pouvois réuſſir à le diſſoudre par des acides végétaux encore plus doux que celui du vinaigre, qui eſt, comme l'on ſait, le plus développé de tous ceux de ce genre. J'ai, en conſéquence, porté mon travail ſur différentes eſpèces d'acides végétaux, & j'ai trouvé que le precipité alkalin de mercure pouvoit être diffous par les fucs de limon, de verjus, & celui d'ofeille. Le premier qui eft le plus fort des trois, paroît en diffoudre plus que le fecond, & celui-ci plus que le troifième. La préfence du mercure diffous dans ces trois derniers acides végétaux s'y eft manifeftée par les mêmes moyens que dans celui du vinaigre.

Il eft important d'obferver que ces fucs n'agiffent parfaitement fur le précipité mercureil alkalin qu'autant qu'ils font bien clarifiés, particulièrement ceux de verjus & d'ofeille. Ces deux derniers contiennent une grande quantité de parties groffières & limoneufes, en forte qu'ils n'opèrent que difficilement fur le précipité mercuriel s'ils n'ont pas été dépurés. J'obferverai auffi qu'en mettant bouillir ces fucs avec du précipité mercuriel alkalin, ils diffolvent, à la vérité, peu de précipité dans cette première ébullition, parce que leurs partie limoneuſes ſe confondant avec lui, empêchent ces ſucs, quoiqu'éclaircis, d'en diſſoudre beaucoup. Mais lorſqu'après avoir filtré ces ſucs ainſi clarifiés, on y fait bouillir de nouveau du précipité, alors il s'y diſſout plus facilement & à peu-près dans la même proportion que dans le vinaigre. Le ſuc d'oſeille cependant en diſſout moins, parce qu'il eſt un peu plus foible que les autres. Mais il a ceci de remarquable, qu'après avoir été filtré & chargé de mercure autant qu'il eſt poſſible, il dépoſe un ſel eſſentiel qui entraîne avec lui une grande partie du mercure que ſon ſuc avoit diſſout, & ce ſel eſſentiel s'approprie une partie de ce mercure qu'il rend auſſi ſoluble que lui dans l'eau de pluie bouillante. Cette particularité eſt très intéreſſante pour la pratique; car on peut dire, avec vérité, que c'eſt la ſolution mercurielle la plus douce des

quatre dont nous avons parlé jufqu'à préfent.

J'ai obfervé néanmoins, que lorfque ce fel effentiel qui s'eft précipité, chargé de mercure, eft ancien, le mercure fe revivifie en
globules. On fait fondre ce fel dans
l'eau bouillante. Il eft donc effentiel de l'employer toujours nou-
vellement fait.

QUATRIÈME PROCÉDÉ.

*Combinaifons de la créme de tartre
avec le précipité mercuriel alkalin.
Phénomènes qu'elles préfentent.
Manière d'empécher les précipitations, par l'addition du borax.*

LES acides végétaux étant
capables de s'unir au mercure par
la voie que je viens d'indiquer, j'ai
préfumé que la crême de tartre pourroit également diffoudre le précipité mercuriel alkalin. Mes pré-

somptions se sont fortifiées en me rappellant la propriété particulière à la crême de tartre de dissoudre le diaphorétique minéral , & de le rendre soluble dans l'eau , comme je l'ai déja fait connoître (*a*).

(*a*) Page 59 d'un Ouvrage intitulé : *Observations sur plusieurs maladies populaires, &c.* imprimé en 1753. Le diaphorétique minéral avoit toujours été regardé comme indissoluble par les acides même les plus forts. J'ai néanmoins découvert qu'il pouvoit être dissous par la crême de tartre, & que ce sel concret du tartre, devenoit soluble par son union avec cette chaux métallique. Pour opérer cette surprenante combinaison, il suffit de mêler une partie de diaphorétique minéral , & deux de crême de tartre, l'un & l'autre en poudre fine. On humecte ensuite ce mêlange avec de l'eau de pluie froide pour en former une masse d'une consistance molle, & on laisse le tout dans un vaisseau de verre pendant plusieurs mois. Si l'on fait bouillir le diaphorot minéral dans l'eau avec la crême

J'ai donc travaillé à obtenir cette nouvelle solution mercurielle : j'ai mis dans un petit matras douze grains de précipité mercuriel alkalin, un gros de crême de tartre en poudre fine, & trois ou quatre

---

de tartre, l'union ne s'en fait pas aussi-bien qu'en en faisant une pâte avec de l'eau, & la laissant ainsi plusieurs mois ; c'est ce que j'ai observé depuis que j'ai parlé de cette combinaison. Lorsque cette masse a acquis une consistance dure & diaphane, c'est une preuve que la combinaison est faite au moins en grande partie. On fait fondre alors cette masse dans beaucoup d'eau bouillante. On laisse cette eau filtrée reposer pendant plusieurs jours. Il s'y forme une grande quantité de cristaux fins en aiguilles qui se rassemblent en masses globuleuses. Si, au lieu de laisser déposer cette solution, on la fait évaporer au bain - marie & a siccité, il se forme sur la fin de l'évaporation, une matière gommeuse qui, étant desséchée, devient dure, blanche, luisante & cassante ; cette matière se fond fort faci-

onces d'eau de pluie : j'ai fait enfuite bouillir le tout fur un feu
doux pendant environ une heure,
la poudre a commencé par blanchir, elle s'eft enfuite diffoute prefque totalement. Cette folution ,

lement, & totalement dans l'eau froide ;
elle purge très doucement étant donnée
depuis la dofe de quatre grains, jufqu'à
celle de douze, à des enfans de fept à
huit ans. Elle fait rarement vomir plus
d'une ou deux fois, & toujours d'une
manière très douce. Depuis que j'ai publié cette découverte pour la première
fois, j'ai obfervé que la crême de tartre
avoit peu d'action fur le diaphorétique
minéral fait avec l'antimoine crud , &
qu'elle en diffolvoit fort peu ; & que celui qui étoit fait avec le régule d'antimoine bien calciné, devenoit entièrement
foluble par la crême de tartre. Cela viendroit-il de ce que dans la déflagration de
l'antimoine crud avec le nitre pour en faire
le diaphorétique minéral, il fe porteroit
une portion de l'acide du foufre fur la
terre métallique de ce minéral ?

D 5

posée sur la langue, n'y a laissé aucune impression désagréable. Si l'on en verse sur du cuivre poli, elle le blanchit promptement. Lorsque cette solution se réfroidit, elle laisse précipiter une grande partie de la crême de tartre qui se trouve chargée d'une portion de mercure qu'elle avoit dissoute, & alors l'eau reste fort peu imprégnée de mercure.

Pour parer à cet inconvénient, il faut laisser bouillir fort long-tems & réduire presqu'à siccité cette solution, & par ce moyen on obtient un sel neutre mercuriel soluble. On réussit à peu-près également à former ce sel mercuriel soluble, en mêlant une partie de précipité mercuriel alkalin avec quatre parties de crême de tartre en poudre très fine, & en humectant le tout avec un peu d'eau de pluie froide ou chaude; on a soin d'en ajouter toutes les fois que la masse se trouve desséchée; pendant l'efpace de deux ou trois mois. Il faut de plus avoir attention de ne fe fervir d'aucun vaiffeau de métal ni d'aucun inftrument de même nature, foit pour contenir la matière de l'expérience, foit pour la remuer. Par ce procédé, la crême de tartre s'unit au précipité mercuriel, & forme avec lui un fel neutre métallique dans lequel on diftingue à peine l'acide de la crême de tartre. Ce nouveau fel fe fond facilement dans l'eau chaude & fe trouve affez chargé de parties mercurielles pour blanchir le cuivre. A la vérité, toute la maffe faline ne fe diffout pas dans l'eau, parce qu'il faudroit apparemment plus de tems ou plus de crême de tartre, ou affez de chaleur pour réduire tout le précipité en fel neutre. La même maffe faline, expofée au foleil, fe réduit en une poudre grife de la couleur du mercure éteint dans la graiffe; ce qui indique une efpèce de revivification mercurielle

Voici une manière de diffoudre le mercure par la crême de tartre, & d'empêcher qu'elle ne fe précipite & n'entraîne avec elle le mercure.

Faites bouillir douze grains de mercure précipité alkalin avec un demi-gros de crême de tartre dans trois à quatre onces d'eau de pluie, lorfque le précipité fera totalement diffout, ou autant qu'il le peut être ; ajoutez dans cette folution bouillante douze grains de borax en poudre, alors le mêlange fe trouble & devient blanc au fond du vaiffeau, mais en l'agitant, la liqueur reprend à l'inftant fa première tranfparence. Cette folution dépofe fort peu en fe réfroidiffant & conferve beaucoup de parties mercurielles : on en eft convaincu par la couleur blanche qu'elle donne au cuivre poli, & par le précipité blanc qu'elle fournit en abondance en y ajoutant du fel ammoniac. Il faut néanmoins obferver de ne point faire évaporer cette folution à ficcité, car une telle évaporation lui fait dépofer une poudre grife mercurielle ; ce qui vient probablement de ce que le borax s'unit trop intimement à la crême de tartre, & que l'alkali qu'il contient fait abandonner à cette crême de tartre le mercure qu'elle tenoit diffous (a).

(a) J'ignorois abfolument que M. Lefèvre eût donné à l'Académie un Mémoire fur la combinaifon du borax avec la crême de tartre, & fur la matière gommeufe qui en réfultoit, lorfque j'ai fait la même découverte ; je n'en ai été informé que lorfque je me difpofois à communiquer à l'Académie, mon travail fur ce fujet. Il eft jufte cependant que ce fçavant Obfervateur jouiffe fans partage de l'honneur de cette découverte. J'obferverai feulement que cette matière gommo-tar-

CINQUIÈME PROCÉDÉ.

Solubilité du précipité mercuriel alkalin dans le vin blanc.

APRÈS avoir réussi à rendre ainsi le mercure précipité alkalin

---

tareuse devroit être souvent employée dans la pratique de la Médecine. Je l'ai toujours prescrite avec succès dans les fièvres ardentes qui règnent d'une manière épidémique pendant les grandes chaleurs de l'été. Cette facilité de rendre la crême de tartre soluble sans lui faire perdre son acidité, devient d'une grande ressource, on peut faire avec cette crême de tartre soluble, des boissons aigrelettes fort gracieuses, en y ajoutant du sucre & quelques aromates, comme l'eau de fleurs d'orange, &c. elle tiendroit même lieu de vinaigre & de verjus pour préparer les alimens qui ont besoin d'assaisonnemens aigrelets. Mais il faut que cette matière soit concentrée pour se conserver, car autrement elle contracte une moisissure très considérable, ce qui fait encore un sujet d'observation.

soluble par la crême de tartre, j'ai soupçonné que le vin pourroit le dissoudre également, mais en moindre quantité que ne fait la crême de tartre. Il suffit, pour opérer cette dissolution, de faire bouillir le précipité alkalin de mercure avec du vin blanc. Après quelques minutes d'ébulition, le vin s'en trouve assez chargé pour blanchir le cuivre poli.

CHAPITRE III.

Combinaison du mercure avec l'acide animal.

LE succès de mes opérations sur le mercure précipité alkalin, combiné avec les acides végetaux les plus doux, m'a fait espérer qu'il pourroit être dissous à peu - près également par l'acide animal. J'ai en conséquence porté mes vues sur le petit lait. Voici en peu de mots ce qui est résulté de mes expériences sur cette matière animale combinée avec le mercure.

Solubilité du précipité mercuriel alkalin dans le petit lait.

J'AI mis bouillir dans un matras douze grains de précipité mercuriel alkalin avec deux onces de petit lait bien clair fait avec la présure, &

même tourné par lui - même pour éviter tout soupçon d'acide étranger. Le petit lait s'est troublé & le précipité a pris une légère couleur blanche, puis il s'est dissous en partie. La liqueur a déposé une *coagulum* formé de quelques parties caséeuses qui se trouvoient encore dans le petit lait, & qui l'avoient abandonné dans le tems qu'une partie de son acide s'est combinée avec le mercure. Ce petit lait étant filtré, blanchit le cuivre sur lequel on en verse, toutefois en frottant l'endroit de ce métal qui en a été touché. J'ai fait bouillir une seconde fois ce petit lait bien éclairci & déja chargé de mercure, avec de nouveau précipité, il a paru en dissoudre davantage que la première fois. Mais j'ai observé que si l'on ne saisit pas le moment où le petit lait se trouve parfaitement éclairci pendant la première ébullition, il se trouble de nouveau, ne passe qu'avec peine par le filtre & ne dissout pas fi bien le précipité de la feconde ébullition. Ayant tenté une troifième & même une quatrième ébullition avec du nouveau précipité, il s'eft fait à chaque fois une nouvelle décompofition laiteufe, moindre, à la vérité, que dans les deux premières, & le petit lait s'eft trouvé alors chargé d'une affez grande quantité de mercure en diffolution. J'ai fait fur diverfes autres fubftances beaucoup d'expériences qu'il feroit trop long & peut-être fuperflu de rapporter ici; elles conftatent que ce mercure extrêmement divifé peut fe diffoudre par toute efpèce d'acides tirés de la claffe des végétaux & des animaux, par les végétaux mêmes non-décompofés qui contiennent de l'acide & dont la claffe eft, comme l'on fait, très nombreufe.

CHAPITRE IV.

Combinaison de l'alun avec le précipité mercuriel alkalin.

L'ACTION de la crême de tartre sur notre précipité m'avoit porté à croire que l'on pourroit peut-être le diffoudre également par quelques fels neutres. L'alun eft le premier qui fe foit préfenté à mon efprit, voici ce que j'ai obfervé fur ce fel minéral. Vingt-quatre grains d'alun de roche bouillis dans deux onces d'eau de pluie pendant une heure avec dix grains de précipité mercuriel alkalin, ne paroiffent pas l'attaquer beaucoup; ce précipité refte même en grande partie fous fa couleur rouge au fond du vaiffeau. Néanmoins l'eau qui a bouilli deffus étant filtrée, blanchit le cuivre poli en frottant la tache qu'elle forme fur ce métal. Les cryftaux

qui réfultent de cette eau alumi-
neufe évaporée pofés fur le cuivre,
le noirciffent promptement, & fi
on le frotte un peu fort avec du
linge, on y apperçoit une tache
blanche. L'alun diffout donc le
précipité mercuriel alkalin, quoiqu'en petite quantité. Voici un autre moyen d'en diffoudre davantage
par le même fel.

Mêlez exactement douze grains
de précipité mercuriel alkalin avec
demi-gros d'alun crud en poudre.
Pofez le tout fur un feu doux dans
une capfule de verre jufqu'à ce que
le mêlange foit parfaitement def-
féché, cette matière deviendra jaune, & fur la fin de la calcination
il s'en échappera une légère odeur
nitreufe. Ces deux circonftances
annoncent que l'acide vitriolique
de l'alun fe porte fur le mercure,
& prouvent la préfence de quelques
portions d'acide nitreux qui étoit
reftée dans le précipité, ainfi que
nous l'avons déja obfervé. En fon-

dant cette maffe dans l'eau de pluie, il fe forme un précipité jaune qui pèfe environ fix grains, & la folution étant filtrée, fe trouve d'un clair un peu blanchâtre, chargée de mercure en plus grande quantité que par la feule ébullition de l'alun avec le précipité, ce qui fe reconnoît facilement par l'impreffion blanche que fait cette folution fur le cuivre.

CHAPITRE V.

PREMIER PROCÉDÉ.

Combinaison du sel ammoniac avec le précipité mercuriel alkalin. Phénomènes qu'elle présente.

J'AI examiné ensuite quels pourroient être les effets du sel ammoniac sur notre précipité mercuriel alkalin. J'ai fait, en conséquence un grand nombre d'expériences sur ce sel neutre pour le combiner avec le mecure : je vais rapporter celles qui m'ont paru les plus intéressantes.

Si l'on fait bouillir demi-gros de sel ammoniac purifié dans deux onces d'eau de pluie avec douze grains de précipité mercuriel alkalin, ce précipité ne tarde pas à blanchir & se dissout totalement ; il s'élève pendant l'ébullition , une légère odeur urineuse. Cette solution reste fort claire, elle est d'une saveur ammoniacale, un peu âpre, mais qui se supporte facilement sur la langue, & n'y laisse qu'une impression fort passagère ainsi que dans le gosier : ce qui donne lieu d'attendre de cette solution des effets très modérés. Si on y verse de l'huile de tartre alkaline, à l'instant le mélange devient blanc & dépose une fécule d'une grande légèreté, qui se précipite difficilement : cela prouve que le mercure est extrêmement divisé par le sel ammoniac.

Si l'on triture le précipité mercuriel alkalin dans un mortier de verre avec le sel ammoniac dans les proportions ci-dessus, & que l'on fasse bouillir ensuite ce mélange dans un matras avec de l'eau de pluie ; le précipité devient blanc presqu'à l'instant de l'ébullition ; la solution prend une couleur ambrée, & le précipité disparoît en grande partie en continuant l'ébullition. En faisant bouillir avec du nouveau fel ammoniac ce qui peut être refté du précipité, il fe diffout totalement, à l'exception d'un peu de poudre grife qui eft un mercure revivifié. Cette poudre grife ne paroît plus être foluble fous cette forme que très difficilement & en la triturant à fec avec le fel ammoniac. J'ai fait évaporer de cette teinture ou folution ambrée, dans une étuve fort douce, il s'eft formé aux parois du vaiffeau de verre des cryftaux de fel ammoniac, & le fond étoit garni de beaucoup de cryftaux cubiques. Après avoir mêlé ces cryftaux, je les ai mis dans un matras expofé au feu de fable : le tout s'eft fublimé à plus ou moins de hauteur. Ainfi les cryftaux cubiques n'étoient pas un fel marin. Ce fel cubique fublimé, a une faveur ammoniacale mercurielle affez vive. Si l'on met de l'eau de pluie dans le matras, le fel fe fond, & le tout prend un degré de froid fi confidérable, que j'ai remarqué quelquefois de la glace à

l'extérieur

l'extérieur du matras. Si l'on fait évaporer cette solution filtrée, il ne s'y forme plus de cryſtaux cubiques. Ce ſel expoſé de nouveau à la ſublimation, s'élève plus facilement & plus haut; il eſt alors beaucoup plus pénétrant, mais l'impreſſion qu'il fait ſur la langue & le palais, quoique vive, ſe diſſipe en fort peu de temps, ſans y laiſſer aucune ſenſation déſagréable. Ce ſel, étendu dans beaucoup d'eau de pluie, forme une ſolution qui blanchit par l'addition de l'huile de tartre alkaline, & laiſſe échapper une odeur urineuſe. Cette manière de rendre le mercure précipité alkalin ſoluble par le ſel ammoniac, m'a conduit à eſſayer de diſſoudre le mercure coulant par le même moyen, ce qui réuſſit également, en procédant de la manière ſuivante.

DEUXIÈME PROCÉDÉ.

Combinaison du sel ammoniac avec le mercure coulant. Phénomènes qui en résultent.

METTEZ dans un matras de verre, un gros de sel ammoniac purifié en poudre fine & bien sèche, ce qu'il est essentiel d'observer, & demi-gros de mercure coulant; triturez le tout jusqu'à ce que le mercure paroisse parfaitement mêlé avec le sel ammoniac, & former avec lui une poudre grise. Il faut alors mettre cette poudre dans un matras, & l'exposer au feu de sable; il s'élève d'abord des globules de mercure très fins qui s'attachent à la partie supérieure du matras, & successivement le tout se sublime en un sel fort blanc & en cryſtaux fins & légers; il reste une poudre noire en petite quantité. Si l'on verse de l'eau de pluie dans le vaiſſeau refroidi, le tout paroît se fondre ; mais peu de tems après il se précipite une poudre blanche assez abondante. Cette poudre est un mercure déja divisé par le sel ammoniac, elle paroît très douce sur la langue. La solution est fort chargée de mercure dissous, elle laisse précipiter par l'addition de l'huile de tartre alkaline, un sédiment blanc, qui m'a paru encore plus léger que celui que rend la solution mercurielle, faite avec le précipité alkalin. Cette solution faite avec le mercure coulant, ne paroît pas non plus avoir l'âcreté de celle qui est faite avec le précipité alkalin ; ce qui vient probablement de ce qu'il se rencontre dans celle-ci un peu d'acide nitreux, resté dans le précipité alkalin, comme je l'ai déja observé plusieurs fois.

Si l'on fait bouillir la solution qui a déposé la poudre blanche, elle la dissout pour la plus grande partie, & si l'on continue l'ébullition jusqu'à siccité, & que l'on soutienne le feu, toute la matière s'élève en un beau sublimé blanc & en crystaux, qui se fondent entièrement dans l'eau à l'exception de quelques petits globules de mercure & de très peu de poudre blanche ; il reste au fond du matras une poudre noire en petite quantité. La solution blanchit le cuivre poli, & dépose par l'addition de l'huile de tartre alkaline, un sédiment blanc fort léger. Si l'on fait évaporer le tout à siccité , & qu'on le sublime une troisième fois, alors le sel ammoniac se dissout & s'approprie toute la substance mercurielle, ensorte qu'il ne s'y précipite plus de poudre blanche, à moins qu'on ne fonde ce nouveau sublimé salin dans l'eau de pluie.

Si l'on triture avec le sel ammoniac une plus grande quantité de mercure que celle que je viens de désigner , & que l'on en mette égale partie en procédant à tous égards, comme il est dit ci-dessous, on obtient un sel sublimé, qui étant fondu dans l'eau de pluie, dépofe une plus grande quantité de poudre blanche qui ne laiffe, ainfi que celle dont nous venons de parler, aucune impreffion fur la langue, ce qui annonce qu'elle eft d'une grande douceur. Quand on triture cette poudre blanche, il s'en fépare du mercure coulant, qui ne s'y unit de nouveau qu'après en avoir fait une pâte liquide avec quelques gouttes d'eau & en la triturant. Si on laiffe fécher cette mixtion & qu'on l'expofe au feu dans un matras, il s'élève un peu de mercure coulant & un fublimé très blanc, difpofé en feuillets luifans très agréables au coup d'œil, auffi fins & auffi légers que le fel fédatif. Ces feuillets ne laiffent aucune impreffion fur la langue ni fur le palais, mais ils ne s'y fondent point. Comme ces cryftaux ou feuillets ne tiennent pas beaucoup au-deffus du matras, il en tombe une partie au fond fur la poudre brune qui s'y étoit fixée. Si on triture ces feuillets ar-

gentins dans un vaiſſeau de verre
en les humectant avec un peu d'eau,
il s'en ſépare du mercure coulant
en aſſez grande quantité. Cette ſu-
rabondance de mercure annonce
que ces cryſtaux ainſi ſublimés en
feuillets , doivent être d'une douceur beaucoup ſupérieure à la panacée mercurielle la plus ſublimée.

La poudre mercurielle blanche,
dont nous venons de parler, ſe diſſout par le ſel ammoniac en plus
grande quantité, & ſe combine en
moins de ſublimations que le mercure coulant : il eſt facile d'en concevoir la raiſon, ſi l'on conſidère
que cette poudre eſt déja diviſée &
contient une petite portion d'acide ;
auſſi ne remarque-t-on pas d'odeur
urineuſe auſſi ſenſible pendant la
ſublimation de cette poudre avec le
ſel ammoniac , que lorſqu'on ſubli-
me de ce même ſel uni au mercure
coulant. Cette odeur urineuſe qui
s'élève du mêlange pendant la ſublimation, paroît annoncer une légère

décompofition du fel ammoniac &
indiquer qu'une petite portion de fon
acide marin abandonne l'alkali volatil auquel il étoit intimement uni,
pour fe joindre au mercure, ce qui
fait une exception intéreffante à la
table des rapports de M. Geoffroy.
Ce rapport & cette décompofition
s'éxécutent également par la voie
humide, comme on a pû le voir ci-
deffus, il fuffit auffi, pour obtenir
le même produit, de triturer le mercure avec le fel ammoniac.

Je dois obferver que le fel ammoniac ne peut pas diffoudre le mercure coulant en bouillant avec lui
dans l'eau; il faut néceffairement
pour opérer la combinaifon, qu'ils
ayent déja fubi une efpèce d'union
entre eux par la trituration, pour
lors elle s'acheve par la fublimation.

Froid artificiel excessif que produit le sel ammoniac mercuriel en le fondant dans l'eau.

EN fondant, dans cinq à six onces d'eau, demi-once de sel mercuriel sublimé trois fois, il en résulte un si grand froid, que j'ai observé de la glace à l'extérieur de la bouteille qui étoit mouillée, mais pour que cela réussisse, il faut que la masse ou la matière saline mercurielle soit bien sèche, ce que j'ai vérifié plusieurs fois. On sait que le sel ammoniac a le pouvoir de refroidir considérablement l'eau, mais je n'ai point remarqué qu'il produisît de la glace étant fondu dans cette proportion : notre sel auroit-il acquis cette propriété de congeler l'eau aussi facilement en devenant métallique, ou bien seroient-ce les sublimations réitérées, ou la grande sécheresse qui lui auroient donné cette propriété ? c'est ce que des expériences de comparaison pourront décider.

TROISÈME PROCÉDÉ.

Combinaifon du cinnabre avec le fel ammoniac. Réfultats de cette combinaifon.

PARFAITEMENT inftruit de l'action du fel ammoniac fur le mercure coulant, ainfi que fur fon précipité alkalin , j'ai préfumé qu'il pourroit diffoudre le cinabre. L'expérience a confirmé mes préfomptions à cet égard. En effet , fi l'on prend du cinabre factice pulvérifé par les lotions, & qu'on le foumette au même procédé que le mercure coulant uni au fel ammoniac & dans les mêmes proportions, on obtient un fublimé blanc cryftallin qui paroît être de la même nature, à peu de chofe près , que celui qui réfulte de l'union du fel ammoniac avec le mercure coulant ou avec fon précipité alkalin. Ce fublimé, fondu dans l'eau de pluie, laiffe précipiter d'abord une poudre d'un blanc fale; l'eau refte enfuite d'un très beau blanc occafionné par une poudre d'une fi grande fineffe, qu'elle paffe en partie à travers le filtre de papier, cette poudre ne fe dépofe que très difficilement. Cette folution précipite par l'huile de tartre alkaline, un fédiment blanc fort léger; elle paroît avoir une faveur mercurielle plus vive que celle qui provient de la combinaifon du fel ammoniac avec le mercure naturel. Cette activité plus marquée, vient probablement de ce que le mercure, avant de fe joindre au fel ammoniac, eft déja un peu impregné de l'acide vitriolique du fouffre qui entre dans la compofition du cinabre, & qui l'accompagne dans fa nouvelle fublimation avec le fel ammoniac.

J'ai traité ces matières de beaucoup d'autres manières, qui fe rapportent toutes à prouver l'action des acides 'es plus deux fur le mercure bien divisé.

MM. les Commissaires, parlant dans leur rapport de ce procédé de l'union du cinnabre avec le sel ammoniac, disent : » Il semble que le sel qui résulte de cette combinaison pourroit être avantageusement employé pour les maladies qui se portent à la peau.

E 6

CHAPITRE VI.

Moyen d'obtenir du mercure réduit en poudre impalpable, que l'on puisse substituer au précipité mercuriel alkalin.

JE voyois avec peine que pour opérer ces solutions, il falloit employer un mercure qui contenoit encore de légères portions d'acide minéral ; car notre précipité mercuriel alkalin, quoique très doux, n'en est pas exempt, comme je l'ai prouvé plus haut. Cet inconvénient m'a fait naître la pensée d'essayer de pulvériser le mercure coulant sans l'altérer en aucune manière. Pour opérer une aussi intéressante division, je n'ai rien conçu de plus propre que le mouvement, ainsi que l'avoient déja pensé MM. Homberg & Boerhaave. La difficulté étoit d'imprimer à ce fluide métallique, un mouvement assez violent pour produire l'atténuation que je désirois & que j'espérois obtenir ; pour cet effet, j'ai enfermé dans une petite bouteille de verre fort, demi-once de mercure coulant, le plus pur qu'il m'a été possible de l'avoir & qui occupoit seulement la dixième partie de l'espace de la bouteille : précaution qui me paroissoit nécessaire pour que le mercure y éprouvât une plus grande agitation. Lorsque cette bouteille a été exactement bouchée avec du liége & du parchemin, & enveloppée d'une peau de chamois, je l'ai fait placer dans une petite cavité pratiquée à l'extrémité d'une perche un peu fléxible, d'une moyenne grosseur, & longue d'environ sept à huit pieds, le tout assujetti avec de la ficelle. Après ces préparatifs, j'ai exposé la perche à l'action du rouet d'un moulin à eau, de manière qu'un des bouts de cette perche posoit sur les

dents du rouet. A trois pieds de dif-
tance de ce bout, la perche étoit af-
fujettie par un piton à travers lequel
elle paffoit librement, & l'autre extrémité, où l'on avoit ajufté la bouteille, étoit abandonnée à elle-même.
Enforte que, par cette difpofition,
lorfque le rouet tournoit, le mouvement de la perche étoit fi rapide,
que la bouteille éprouvoit trois
cens quatre-vingt-quatre fecouffes
très vives en une minute, le rouet
ayant trente-deux dents & faifant
douze tours en une minute. Ce mouvement ayant été prefque continuel
pendant quinze jours, j'examinai enfuite l'état du mercure ; je trouvai
que les parois de la bouteille étoient
légèrement enduites d'une poudre
brune rougeâtre très fine, & que
le mercure étoit couvert d'une poudre pareille, qu'il y en avoit même
au fond de la bouteille. Le refte du
mercure paroiffoit avoir perdu un
peu de fa fluidité. Je me hâtai de ver-
fer du vinaigre diftillé dans cette

bouteille, & j'ai vû, qu'il diſſol-
voit avec une promptitude éton-
nante, méme à froid, toute la
poudre qui ſe trouvoit, tant aux
parois & au fond du vaiſſeau que
ſur le mercure. Cette diſſolution
s'eſt faite ſans aucune efferveſcence apparente. J'appréhendois que
cette poudre ne fût produite par
quelque alliage de plomb avec le
mercure ; mais je n'ai point obſervé que le vinaigre qui avoit diſſout
cette poudre eût de ſaveur ſucrée; j'ai
reconnu, au contraire, que ce diſſolvant végétal étoit chargé d'un véritable mercure ; car étant poſé ſur
du cuivre poli, il l'a blanchi viſi-
blement après y avoir ſéjourné un
peu, lorſque l'on a frotté la place de
ſon ſéjour. Cette diſſolution précipite auſſi une légère fécule blanche
par l'addition de l'huile de tartre
alkaline; ſi donc on peut venir à
bout de réduire totalement le mercure en poudre par le ſeul mouvement, ce qui exigeroit certaine-

ment beaucoup de temps , ce fera
un moyen d'obtenir avec l'acide végétal du vinaigre , & probablement
avec tous ceux que j'ai indiqué , une
folution beaucoup plus douce qu'-
avec le précipité mercuriel alkalin.
Je penfe que , pour obtenir cette
poudre de mercure plus facilement,
il feroit utile que le vaiffeau dans lequel on expoferoit au mouvement
le mercure coulant , fût rempli de
beaucoup d'inégalités intérieurement. On en conçoit affez la raifon
fans qu'il foit befoin de la développer.

On pourra, fans doute , imaginer
encore d'autres moyens pour accé-
lérer cette pulvérifation du mercure. Le mercure précipité *per fe*
paroît devoir entrer dans nos vues;
néanmoins , comme il eft le produit d'un feu long-temps foutenu,
la pulvérifation du mercure par le
mouvement , méritera toujours la
préférence.

CHAPITRE VII.

Découverte de la composition de l'essence anti-vénérienne du sieur Mollée. Elle n'est autre chose que le mercure dissous par le sel ammoniac.

PENDANT que j'employois quelques momens de loisir à faire ces recherches, M. de St-Contest, Intendant de la province, me fit remettre une boîte, contenant quatre petites bouteilles qui lui avoient été adressées par le sieur Mollée, & dont chacune étoit remplie d'environ trois à quatre gros d'une liqueur ambrée & transparente, le sieur Mollée nommoit cette liqueur *quintescence anti-vénerienne.*

(*a*) Quintessence anti-vénérienne du sieur Mollée.

M. l'Intendant, toujours occupé du bien public, m'engagea à employer ce remède en faveur des pauvres, dans les circonstances où je le jugerois applicable. Avant que d'en faire aucun usage, je crus devoir en examiner la nature. Je fus agréablement surpris de voir que c'étoit un mercure dissous par le sel ammoniac. Les expériences que j'avois déja faites pour opérer la combinaison du sel ammoniac avec le mercure, m'ont facilité les moyens de m'en convaincre très promptement. Voici les preuves qui constatent la composition & la nature de la *quintessence* du sieur Mollée, 1°. Lorsqu'on en verse quelques gouttes sur du cuivre, elle le blanchit promptement; 2° en la mettant dans un verre exposé à un air doux, elle fournit des crystaux où l'on reconnoît la forme & la saveur du sel ammoniac; 3°. si l'on verse de l'eau sur ces crystaux, ils se fondent facilement, & cette solulution, imprégnée de quelques gouttes d'huile de tartre alkaline, blanchit fur-le-champ & laiffe échapper une odeur urineufe. D'ailleurs, en comparant cette quinteffence avec la folution de mercure que j'avois par avec le fel ammoniac, & en les foumettant l'une & l'autre aux mêmes épreuves, elles préfentent abfolument des phénomènes femblables; on n'y obferve de différence que la couleur ambrée & une légère odeur qui fe trouvent dans l'effence du fieur Mollée. Elles proviennent fans doute, foit d'une longue digeftion, foit de quelque chofe de fpiritueux qu'on y fait entrer en petite quantité, ou de quelque autre manipulation; mais elles n'influent que peu ou point du tout fur la nature & fur les qualités du remède. La folution du précipité mercuriel alkalin avec le fel ammoniac un peu concentrée, a même la couleur ambrée de l'effence du fieur Mollée.

Liqueur fondante de M. Diennert.

QUELQUES-TEMS après, je fus informé que M. Diennert, Docteur Régent de la Faculté de Médecine de Paris, avoit découvert une liqueur fondante, avec laquelle il opéroit de très-belles guérisons. Je n'eus rien de plus pressé que d'en faire venir. Peu de tems après on m'en envoya une bouteille longue cachetée, contenant environ chopine d'une eau assez claire, d'une grande amertume, & qui ne laissoit aucune impression corrosive sur la langue. En exposant cette eau à l'air, il se forme à sa superficie une pellicule luisante & blanche qui paroît être mercurielle, & l'on en est convaincu en frottant du cuivre poli avec un peu de cette pellicule, car elle le blanchit promptement. M. Diennert m'a appris lui-même depuis, que sa liqueur fondante étoit un mercure dissous par une subftance végétale, ainsi il est inutile de rendre compte ici de ce que j'ai observé de plus sur la nature & la composition de cette liqueur. Il est juste qu'un Auteur jouisse de la satisfaction de communiquer lui-même au Public, à tems & lieu, la composition d'un remède dont la découverte peut lui avoir coûté beaucoup de peines. Les personnes qui s'occupent à des recherches utiles à l'humanité, ont toujours des droits acquis sur la reconnoissance du Public, & l'on ne peut que leur savoir gré de ne pas communiquer leurs découvertes avec trop de précipitation.

CHAPITRE VIII.

Observations sur l'application du mercure & de ses préparations à l'économie animale.

§. PREMIER.

Effets généraux du mercure coulant.

JETTONS actuellement quelques regards de pratique sur les bons & sur les mauvais effets que peuvent opérer dans le corps humain, nos solutions mercurielles.

Tous les grands Praticiens ont reconnu depuis très long-tems que le mercure coulant est un des plus puissans incisifs & désopilatifs que la Médecine puisse employer dans l'épaississement des liqueurs ; ils ont comparé ce fluide métallique à un furet qui pénètre jusque dans les endroits les plus éloignés du centre du mouvement vital. Il a, par sa

prodigieuſe peſanteur, une action
d'autant plus grande ſur nos fluides,
qu'il eſt pouſſé avec plus de force,
& que la vîteſſe eſt multipliée par
la maſſe, ainſi il ne peut manquer
d'opérer d'abord dans les grands
vaiſſeaux artériels, une forte divi-
ſion des fluides qu'il y rencontre
lorſqu'il y aborde en une certaine
quantité. De là il eſt porté par les
extrémités des artères ſanguines &
lymphatiques juſque dans les viſcè-
res, il s'inſinue même juſque dans
les tiſſus cellulaires, membraneux
& oſſeux, qui ſont comme les re-
paires des levains virulens d'une infinité de maladies. Le mercure parvenu dans ces endroits ſous une
forme globuleuſe prodigieuſement
atténué, y agit tranquillement, ou
plutôt il ſe ſoumet a l'action des
virus qui le pénètrent de toutes
parts, il change par conſéquent de
manière d'être, & devient plus fluide.
Etant alors impregné de levains

étrangers, il repaſſe d'autant plus facilement à travers les pores ré-ſorbans, qu'il eſt devenu ſoluble dans nos liqueurs, & que ſous cette forme il eſt ſuſceptible d'une divi-ſion beaucoup plus conſidérable que celle qu'il avoit éprouvée juſ-qu'alors. Le mercure après s'être ainſi chargé des impuretés des flui-des animaux, eſt reporté de nou-veau dans le commerce des grands vaiſſeaux, il eſt pouſſé vers les émon-ctoires, & rejetté hors du corps par les différentes voies que l'Au-teur de la nature a pratiquées avec tant de ſageſſe, pour favoriſer la ſortie de tout ce qui peut être ſu-perflu ou nuiſible au corps hu-main. Cette théorie développe aſſez naturellement le méchaniſme de l'action du mercure coulant dans l'économie animale ; mais quelle ſera l'action de ce même minéral, ſi, avant que d'être pris intérieu-rement, on l'a rendu ſoluble au moyen

moyen de quelque substance intermédiaire.

§. II.

Effets généraux du mercure combiné avec des acides minéraux.

On sait combien est à craindre le mercure chargé d'acides miné-raux lorsqu'il est pris intérieure-ment, si l'on n'a pas auparavant brisé & émoussé les pointes redou-tables dont il est armé, comme on le fait en convertissant le sublimé corrosif en *aquila alba*, & en *panacée* par l'addition d'une nou-velle quantité de mercure. Quelques grands Praticiens se sont permis à la vérité d'employer les solutions mercurielles faites avec les acides minéraux sans autres précautions que de les étendre prodigieusement dans de l'eau, mais cette pratique n'est pas sans danger; j'en ai même

Tome II.   F

vu de ſi mauvais effets, que j'en croirai toujours l'uſage pernicieux. Il eſt certain que le mercure combiné aux acides minéraux non corrigés, porte quantité de pointes corroſives à chacun de ſes globules, ſi fins qu'on les puiſſe concevoir. Ces globules corroſifs ſont emportés par le torrent de la circulation dans tous les ordres de vaiſſeaux, avec une force de mouvement qui eſt en raiſon de la gravité des molécules métalliques multipliée par la vîteſſe. Ils doivent néceſſairement offenſer plus ou moins les organes délicats qu'ils rencontrent, attendu que ceux-ci n'ont rien qui puiſſe ſubjuguer l'activité des pointes inflexibles du minéral corroſif.

§. I I I.

Manière d'agir, & effets salutaires du mercure rendu soluble par l'acide végétal, & par l'acide animal.

MAIS si le mercure est rendu soluble par un acide doux, tel que celui des végétaux & celui des animaux, il pourra rouler dans l'économie animale , avec d'autant moins de danger , que ses pointes feront, pour ainsi dire , flexibles , & hors d'état d'irriter d'une manière tumultueuse, les organes les plus délicats. C'est sous cette forme que le mercure divisé presqu'à l'infini, pourra par son poids & sa forme saline & douce, altérer & dénaturer , en quelque sorte , certains levains morbifiques ; enfin, diviser les épaississemens de tous genres, s'ils sont encore susceptibles d'être atténués. J'ai éprouvé nombre de fois ces heureux effets dans la pratique. J'ai vu des tumeurs confidérables céder à l'ufage de ces remèdes. Il eft conftant néanmoins que le mercure rendu foluble par l'acide animal tel que le petit lait, eft plus doux dans fon opération ; fi elle eft plus lente, elle a l'avantage d'être plus conforme aux vues de la nature, & par conféquent plus fûre. Il femble que la faveur douce & fucrée, plutôt qu'acide, de ce diffolvant animal, que fon rapport & fon analogie avec nos liqueurs doivent en affurer les bons effets, & mériter au mercure combiné avec lui, la préférence fur toutes les autres efpèces de préparations de ce minéral uni à des acides.

On ne peut fe diffimuler que les folutions végéto-mercurielles, quoique très douces, fi elles étoient prifes trop concentrées opéreroient certainement de mauvais effets, ce qu'il eft aifé de foupçonner par l'impreffion vive qu'elles font fur les organes du goût lorsqu'elles font rapprochées. Il eft donc important de les donner très étendues dans des liquides appropriés aux perfonnes délicates. La folution de ce minéral dans l'acide animal, ne peut avoir les mêmes inconvéniens, comme nous venons de l'obferver.

§. I V.

Manière d'agir des folutions mercurielles faites avec l'alun & avec le fel ammoniac. Circonftances où le mercure coulant, fur-tout combiné avec le camphre, eft préférable à toute autre préparation mercurielle.

Les folutions mercurielles faites avec l'alun & le fel ammoniac, demandent encore plus de prudence dans leur adminiftration. Si l'on envifageoit même d'abord ces folutions telles qu'elles paroiffent être *primo aspectu*, il sembleroit qu'il y auroit de la témérité de les employer intérieurement ; car celle qui est faite avec l'alun, ne paroît être qu'un mercure uni à un acide vitriolique tel qu'est le turbith minéral dont l'usage intérieur est souvent dangereux.

La solution mercurielle faite avec le sel ammoniac, sembleroit être encore d'une plus dangereuse conséquence, puisqu'elle est le produit de l'union de l'acide marin qui a abandonné sa base volatile pour se joindre au mercure par une loi contraire à celle de la table des rapports.

Il paroît en effet fort étonnant que le mercure diffous par le sel ammoniac puisse être pris intérieurement, & fort long-tems, sans produire aucun fâcheux effet, puisque cette solution n'est, dans le fond, comme nous venons de le voir, qu'un acide marin joint au mercure que l'on sait être fort dangereux

fous cette forme. Mais en confidérant attentivement cette combinaifon, on s'apperçoit que dans la compofition de ce fel métallique, formé
par l'union de l'acide du fel ammoniac & du mercure , l'acide qui
tient d'une part au mercure, eft de
l'autre fortement lié & uni à un alkali volatil, & que s'accompagnant
toujours l'un & l'autre fans fe défu-
nir lorfqu'ils roulent dans le corps
humain, la partie alkaline réprime
les mauvais effets que ce fel métallique opéreroit inévitablement fans
cette merveilleufe combinaifon.

Une expérience bien conftatée,
quant à l'effet de ce remède, a parlé
en fa faveur, & paroît l'avoir pour
ainfi dire innocenté : car il eft démontré que la folution ammoniaco-
mercurielle étendue, peut être donnée en fûreté & utilement dans certaine maladies ; c'eft ce que confirme également le grand & long
ufage de *l'effence mercurielle* du fieur
Mollée ; j'en ai fait prendre affez

vains de cette nature, le mercure
ne doit point être pénétré d'acide
de quelqu'ordre qu'il soit, parce
qu'en étant impregné, il ne peut se
charger du virus vérolique, qui vraisemblablement est d'un caractère
propre à se combiner avec les parties globuleuses du mercure. Ne se-
roit-ce point par la même raison,
que le mercure coulant pris par la
bouche, si divisé qu'il puisse être, dé-
truit rarement le virus vérolique qui
a acquis trop d'intensité ? car il y
a lieu de croire que sous cette forme
une partie élude les veines lactées,
& qu'une autre se charge de parties
âcres ou acides qui se rencontrent
dans les premières voies. Par ce
dernier inconvénient, lorsque la
partie de mercure qui a pu pénétrer
les veines lactées ou d'autres vaisseaux résorbants arrive dans le commerce des liqueurs & dans les derniers retranchemens des organes,
il ne peut s'y impregner du virus
qui y réside. L'action de l'acide vé-

gétal fur le mercure divifé par le feul mouvement, de la manière que j'ai indiqué plus haut, prouve inconteſtablement que ce minéral peut fe charger dans les premières voies des levains âcres ou acides, & qu'étant ainſi imbibé, & peut-être même faturé, il eſt impoſſible qu'il fe charge de nouveau dans les fecondes & les dernières voies des levains de même nature qui s'y rencontrent ; ainſi il ne peut produire l'effet pour lequel on le deſtine.

On dira peut - être que nous voyons cependant des ſymptômes très-graves produits par le virus vérolique, céder au mercure impregné d'acides tels que le mercure doux, la panacée, &c. Je dirai plus, j'ai vu le mercure rendu foluble par les acides végétaux, même par le fel ammoniac, opérer d'une manière encore plus efficace que la panacée, mais auſſi je ne puis diſſimuler que ces derniers remèdes dont j'ai vu d'ailleurs de ſi bons effets, n'ont pu néanmoins détruire radicalement des virus véroliques qui ont été ent.èrement emportés par le mercure crud adminiſtré en friction.

Il paroît donc démontré par la raiſon, l'expérience & l'autorité des plus grands Médecins, que le mercure porté dans toute l'habitude du corps ſous ſa forme fluide, globuleuſe & naturelle, & par la voie des frictions, peut non-ſeulement y ſubjuguer les funeſtes levains ſyphilitiques qui s'y rencontrent, mais même s'en charger, & les emporter avec lui de manière à n'en laiſſer aucun veſtige, s'il y eſt porté en ſuffiſante quantité, & s"il y eſt conduit avec prudence. Il doit par conséquent être préféré à toute autre eſpèce de préparations mercurielles, même les plus douces, où ce minéral eſt déjà chargé de ſubſtances étrangères lorſqu'il eſt queſtion de combattre ce virus porté à un haut degré d'intenſité. Cette confiance pour le mercure coulant doit être d'autant plus grande que ce fluide métallique bien purifié étant joint au camphre, peut rouler dans le corps humain en grande quantité sans procurer les accidens de la salivation. On a à cet égard de grandes obligations à ceux qui nous ont indiqué le moyen de combiner ainsi le camphre avec le mercure, pour l'empêcher d'occasionner la salivation (a).

Je dois ce tribut d'éloges à cette heureuse découverte, car j'ai vu le mercure ainsi préparé, rouler long-tems dans le corps, & en fort grande quantité, sans qu'il soit survenu de salivation, mais il faut pour cela que le mercure soit prodigieuse-

____

(a) On a soutenu aux Ecoles de Paris, une très belle thèse sur l'association du mercure avec le camphre. Elle a été présidée par M. Missa, & soutenue par M. Guido en 1756.

ment divisé, & le degré de division nécessaire n'est pas facile à atteindre. Voici un moyen que je crois préférable à tous ceux que l'on emploie communément, & que j'ai fait exécuter sous mes yeux.

On a trituré dans un mortier, demi-once de mercure coulant, avec demi-gros de camphre. En peu de tems le mercure a coloré le camphre en gris. On y a ajouté alors quelques gouttes d'huile essentielle de térébenthine. En continuant de triturer, le mélange s'est réduit en poudre fine, d'un gris noir, & le mercure étoit éteint parfaitement. On y a ensuite ajouté une once & demie d'axonge. Il en est résulté une pommade où le mercure étoit éteint si parfaitement, qu'après en avoir étendu un peu sur une carte, on n'y appercevoit aucun globule, même avec une forte loupe.

Si le mercure coulant est supérieur aux préparations salines & douces de ce minéral que nous venons d'indiquer pour combattre le virus syphilitique lorsqu'il a acquis son plus haut degré d'intensité, il faut convenir aussi que nos préparations salino-mercurielles douces lui font de beaucoup supérieures pour détruire les affections scrophuleuses, chancreuses, dartreuses, lépreuses & autres de cette nature pour lesquelles je les ai employé avec beaucoup de succès.

Conclusion.

Nous pouvons donc conclure que le mercure dissous par les acides végétaux, & par les autres moyens doux que nous avons indiqués, a des propriétés très avantageuses pour la Médecine. Mais ces remèdes doivent être employés avec prudence. Il ne faut pas prétendre les trop généraliser, & vouloir les appliquer indistinctement à une infinité de maladies. En un mot, ils ne peuvent être administrés avec un succès assuré, que par les Médecins eux-mêmes, parce qu'ils font feuls en poffeffion par leurs lumières, de la jufte application de la plupart des médicamens.

Il eft facile aux Médecins & aux Sçavans verfés dans la Chymie, non-feulement d'exécuter les procédés dont je viens de donner un expofé fidèle, mais même de les diverfifier & de les multiplier à l'infini. La quantité prodigieufe de menftrues que peuvent fournir les végétaux, ouvre une vafte carrière à leurs recherches. Je ferai flatté agréablement de les voir enchérir fur les moyens que je propofe, & concourir utilement avec moi à la perfection de la Médecine, & au foulagement de l'humanité (a).

(a) Cette Differtation datée du mois de Novembre 1759, a été envoyée dans le même tems par l'Auteur à l'Académie Royale des Sciences.

F I N.

EXPOSITION

DE

DIFFÉRENS MOYENS

D'unir intimement le Mercure au fer, & d'une nouvelle méthode de rendre le Mercure foluble dans l'eau, fans le fecours d'aucune efpèce d'acide : avec des réflexions pratiques fur les effets de ces préparations dans différentes maladies.

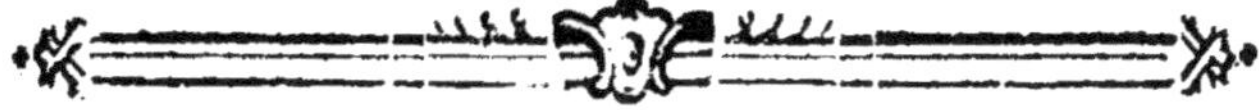

EXTRAIT

Des Mémoires de l'Académie Royale des Sciences , du premier Septembre 1764.

RAPPORT

DE MM. les Commiſſaires.

Nous avons examiné, par ordre de l'Académie, M. Duhamel, M. Macquert & moi, un Mémoire intitulé : *Expoſition de différens moyens d'unir intimement le mercure au fer, & d'une nouvelle méthode de rendre le mercure ſoluble dans l'eau, ſans le ſecours d'aucune eſpèce d'acides : avec des réflexions pratiques ſur les effets de ces préparations dans différentes maladies.*

M. Navier, Correspondant de l'Académie, avoit déjà fait mention, dans un précédent Mémoire qu'il présenta à l'Académie en 1760, & où il donnoit différens moyens de diffoudre le mercure, foit par différens fels neutres, foit par les acides végétaux feuls, d'une neige faline qu'il avoit obtenue de la combinaifon du mercure avec l'acide du vinaigre. Dans celui-ci qui ne mérite pas moins l'approbation de l'Académie que le premier, l'Auteur expofe le détail des expériences que fa fagacité lui a fuggéré de faire pour perfectionner fa découverte qui confifte à unir le fer & le mercure enfemble par l'intermède de l'acide du vinaigre, ou de l'acide vitriolique. M. Navier eft parvenu, en fuivant avec intelligence fes premières épreuves, à unir enfemble le mercure & le fer de la manière la plus intime, & il a trouvé jufqu'à dix procédés différens pour opérer cette union, mais qui fe réduifent

tous à mêler enfemble une diffolution de mercure, & une diffolution de fer, faites l'une & l'autre
ou par le vinaigre, ou par l'acide
vitriolique, d'où il réfulte conftam-
ment un précipité falin compofé
de ces deux fubftances métalliques
qui paroiffent fous la forme d'une
neige cryftalline brillante, femblable, quant à l'extérieur, au fel fédatif. Auffi M. Navier avoit-il conçu
d'abord quelqu'efpérance d'avoir
découvert la nature du fel fédatif
dans la neige cryftalline. Mais il ne
lui fut pas difficile de fe détromper
fur cet article, & de reconnoître
combien l'analogie feule étoit propre à en impofer à quelqu'un moins
inftruit que lui.

Une autre découverte de M. Navier, eft la diffolution du mercure
dans le foie de foufre que perfonne
ne s'étoit avifé de tenter, & qui lui a
parfaitement réuffi, tant par la voie
humide que par la voie fèche, il en a

même tiré un remède fondant, dont il a éprouvé de très bons succès dans les maladies d'obstruction, les maladies scrophuleuses, cancéreuses, vermineuses & cutanées. Mais une circonstance tout-à-fait digne de remarque dans cette dissolution, & qui paroît mériter confirmation, est que la masse résultante du mélange de l'*hepar* mercuriel, excède de beaucoup le poids que l'on a employé; malgré l'évaporation qu'une fumée considérable entraîne avec elle.

Il est encore extrêmement singulier que l'*hepar* mercuriel, jetté sur du fer rouge, après avoir produit une flamme bleue & blanche, en produise ensuite une autre plus blanche encore; qui a la couleur & l'odeur de celle du phosphore d'Angleterre. C'est sur quoi l'Auteur ne se permet qu'une seule réflexion : qui est que l'acide marin n'entrant point dans la composition de son *hepar* mercuriel, il s'enfuit que le phosphore n'est pas une union de l'acide marin avec le phlogistique.

Après avoir rendu à M. Navier toute la justice qui lui est dûe par rapport à ses découvertes, nous nous croyons obligés de faire observer que l'union du mercure & du fer dont tous les Chymistes ont nié jusqu'ici la possibilité d'après les faits, est une union immédiate des particules de ces deux substances métalliques sans l'interposition d'aucune sorte de matière étrangère, au lieu que l'union trouvée par M. Navier ne se fait que par l'intermède d'un acide, & laisse par conséquent subsister dans leur entier, les doutes de la possibilité de l'amalgame du fer avec le mercure. Néanmoins nous le répétons avec plaisir; le Mémoire de M. Navier est fait avec beaucoup d'intelligence ; il contient quelques découvertes chymiques importantes, & il mérite à tous égards, d'être imprimé parmi ceux des Correspondans.

Ce premier Septembre 1764. *Signé* DUHAMEL DU MONCEAU, MACQUERT, BARON.

EXPOSITION

EXPOSITION

D E

DIFFÉRENS MOYENS

D'U N I R intimement le Mercure au fer, & d'une nouvelle méthode de rendre le Mercure soluble dans l'eau, sans le secours d'aucune espèce d'acide : avec des réflexions pratiques sur les effets de ces préparations dans différentes maladies.

PREMIÈRE PARTIE.

Union du Mercure au fer.

ON a toujours regardé en Médecine, le mercure & le fer comme

Tome II.   G

deux agens métalliques d'une grande efficacité dans nombre de maladies; les Médecins les plus consommés dans les connoissances de la matière médicale, ont été persuadés que si l'on pouvoit unir intimement le mercure avec le fer, il en résulteroit une combinaison plus efficace que lorsqu'on les administre séparément ou rapprochés l'un de l'autre par un simple mêlange, mais ils ont connu en même-tems la difficulté de cette union, de sorte qu'elle passe encore en Chymie pour être impossible à bien des égards. Si quelqu'un a trouvé le moyen de former cette combinaison si desirée, ce moyen n'a pas été rendu public, au moins il n'est pas encore parvenu à ma connoissance.

L'union du mercure au fer m'a paru un objet assez intéressant, tant en Médecine qu'en Chymie, pour en faire celui de mon travail. Les expériences que j'ai tentées, m'ont conduit à cette découverte, comme on en fera convaincu par la lecture de ce Mémoire. Les secours que l'on peut en obtenir en faveur des malades, font le principal motif qui m'engage à la rendre publique.

Quoiqu'il y ait une substance intermédiaire qui favorise l'union du fer & du mercure dans les procédés que je vais exposer, la combinaison n'en est pas moins parfaite. Si les Auteurs ont entendu par l'union du mercure & du fer, une combinaison sèche de ces deux substances, sans aucun intermède, la Médecine n'en tireroit peut-être pas autant d'avantage quand elle seroit possible, que de l'union de ces deux minéraux mis sous une forme soluble.

Je ne me suis point occupé par conséquent à chercher les moyens d'amalgamer le mercure avec le fer; mais à trouver dans des combinaisons solubles de ces deux minéraux, des remèdes propres à pénétrer dans nos liqueurs, & à produire sur elles des effets salutaires.

G 2

Dans le Mémoire que j'ai préfenté à l'Académie en 1760, fur les moyens de diffoudre le mercure fans le fecours des acides minéraux, j'ai donné le procédé par lequel j'avois obtenu une fubftance neigeufe, de l'union de l'acide du vinaigre avec le mercure. J'ai démontré que cette fubftance neigeufe faline contenoit non-feulement du mercure, mais même du fer dans fa combinaifon. J'en ai conclu la poffibilité de combiner enfemble ces deux métaux , & je n'ai point héfité à tenter beaucoup d'autres expériences pour unir par des moyens plus fimples, le fer & le mercure, & pour obtenir une plus grande quantité du produit de la combinaifon. Je ne rapporterai point ici un grand nombre d'effais que j'ai été obligé de faire pour arriver à mon but. Je me contenterai d'expofer les plus intéreffans.

PREMIER PROCÉDÉ.

*Combinaison de la solution du pré-
cipité rouge mercuriel alkalin faite
par le vinaigre , avec la solution
du mars faite par le même acide.
Produit de cette combinaison.*

J'AI mêlé ensemble parties égales
de solution du précipité rouge mercuriel alkalin, faite par le vinaigre
distillé , & de solution de mars
faite par le même acide : j'ai versé
sur ce mélange de l'alkali de tartre
ad saturitatem; l'effervescence étant
finie, il s'est formé dans la liqueur
une espèce de fécule extrêmement
légère, de couleur gris d'ardoise.
J'ai mis ensuite le tout sur un filtre
de papier. La fécule est restée en
forme de dépôt sur le filtre. J'ai
lavé ce dépôt à l'eau chaude, & je
l'ai laissé bien sécher. Il n'avoit plus
alors sa première couleur grise ,
mais une couleur qui approchoit de

la rouille du fer un peu brune : cette fubftance dans cet état étoit d'une très grande douceur fur la langue, & ne laiſſoit point dans la gorge d'âcreté femblable à celle du fel neigeux. Je me perſuadois qu'elle devoit contenir du fer & du mer-cure, cependant en la frottant for-tement fur le cuivre rouge, elle n'y laiſſoit aucune trace de blan-cheur ; en la foumettant à l'épreuve de l'aimant, elle n'en étoit aucune-ment attirée ; mais on parvient par un autre moyen à s'aſſurer de la pré-fence de l'un & de l'autre métal. On prend le dépôt bien féché, on en forme, avec de l'huile d'olive, une maſſe que l'on met dans un matras ; on expoſe le matras à un feu de fa-ble aſſez vif. Il s'élève du mêlange une vapeur blanche qui fe raſſem-ble en gouttes huileuſes au dôme du vaiſſeau, & il paroît en même tems beaucoup de globules de mer-cure. Il reſte au fond du matras, une maſſe noire que l'on fait bien

fécher. Elle eft pour lors attirable
à l'aimant, & s'y porte d'elle-même
en grande quantité. Le dépôt refté
fur le filtre dans ce procédé, eft
donc une vraie combinaifon du fer
avec le mercure , & cette combinaifon étant très douce , peut être
employée auffi fûrement qu'utilement dans les maladies qui indi-
quent l'ufage de ces minéraux.

DEUXIÈME PROCÉDÉ.

*Combinaifon d'une folution mercu-
rielle par l'acide vitriolique, avec
la folution du mars par l'acide du
vinaigre. Phénomènes & produits de cette combinaifon.*

QUOIQUE la combinaifon de
mon premier procédé me parut
douce & bonne, j'ai préfumé que
je pouvois en obtenir une plus parfaite, en employant une folution
mercurielle faite par l'acide vitriolique, parce que cet acide a plus de

rapport avec le fer, que l'acide du vinaigre, & qu'il eſt dans le cas, pour cette raiſon, de donner plus d'intimité à la combinaiſon du mercure avec le mars ; pour cet effet, j'ai mis dans une bouteille deux gros de ſolution mercurielle faite par l'acide vitriolique, & autant de ſolution de mars préparée avec l'acide du vinaigre ; la ſolution mercurielle s'eſt unie à la ſolution martiale, de manière à ce que celle-ci de rouge qu'elle étoit, eſt devenue très claire ; phénomène dû ſans doute à l'action de l'acide vitriolique ; j'ai étendu le mélange dans cinq à ſix onces d'eau, ſans que ſa limpidité ait été altérée ; ſi l'on y ajoute alors de l'huile de tartre alkaline, il ſe fait une efferveſcence vive, & en même-tems un *coagulum* brun qui diſparoît. La liqueur devient limpide de nouveau juſqu'à ce que l'alkali ſoit dominant. Lorſque la ſaturation eſt parfaite, il ſe dépoſe une fécule noire fort légère. J'ai mis le tout fur le filtre de papier, la liqueur s'eft filtrée claire, & avoit une faveur neutre où l'alkali dominoit un peu ; ce qui étoit néceffaire pour avoir une parfaite précipitation, au moins pour avoir plus de certitude de la neutralifation de l'acide. On conçoit aifément quelles font les combinaifons qui exiftent dans cette liqueur. L'acide végétal & l'acide minéral unis à l'alkali fixe, fourniffent chacun lé fel neutre qui leur eft propre. J'ai lavé plufieurs fois, avec de l'eau chaude, la fécule reftée fur le filtre. Lorfqu'elle a été bien sèche, elle s'eft trouvée noire, pefant vingt-fix grains, n'étant point attirable par l'aimant ; elle ne faifoit aucune impreffion fur la langue, mais elle laiffoit dans le gofier un peu d'àcreté, cependant beaucoup moins que ne le fait le *précipité rouge alkalin*. Afin de donner plus de douceur à cette poudre, j'ai cru devoir lui rendre du phlogiftique. Pour cet effet, j'ai brûlé deſſus de l'eſprit-de-vin rectifié. La déflagration étant finie, la maſſe ſe laiſſoit fortement attirer par l'aimant; elle avoit auſſi une ſaveur très douce, mais il s'y eſt trouvé beaucoup de mercure revivifié; cette revivification eſt-elle dûe au phlogiſtique? Il peut y avoir part; mais il eſt auſſi très poſſible que la chaleur de la déflagration ait fait tranſporter ſur le fer une légère portion d'acide qui étoit reſtée unie au mercure, & que le mercure étant devenu libre, ſe ſoit revivifié beaucoup plus facilement. Cette conjecture s'eſt convertie en preuve par l'expérience ſuivante.

J'ai humecté avec de l'eau un peu de cette poudre martio-mercurielle, qui n'avoit point paſſé à la déflagration de l'eſprit-de-vin; cette poudre étant bien ſéchée, il s'y eſt trouvé des globules de mercure extrêmement fins, mais faciles à ſaiſir par le ſecours d'une loupe; il y avoit cependant beaucoup moins de ces globules que lorſque l'on a rendu à cette poudre du phlogiſtique par la déflagration de l'eſprit-de-vin : l'union du mars avec le mercure de notre premier procédé ne favoriſe pas également la revivification de ce fluide métallique, parce que l'acide végétal n'a pas un rapport ſi parfait avec le mars que l'acide vitriolique, il m'a paru ſuperflu d'employer l'huile pour donner du phlogiſtique à notre ſecond précipité martio-mercuriel, car l'eſprit-de-vin ayant ſuffi pour opérer cet effet, les corps gras proprement dits, doivent le produire d'une manière plus marquée.

TROISIÈME PROCÉDÉ.

Moyens d'obtenir un ſel cryſtallin martio-mercuriel ; qualités de ce ſel.

LE précipité martio-mercuriel du premier procédé, & celui du fecond, préfentent de très bonnes combinaifons du fer avec le mercure. Je defirois cependant réunir ces deux minéraux fous une forme cryftalline à peu près femblable à celle du fel mercuriel obtenu par l'union de l'acide du vinaigre avec le précipité mercuriel alkalin. J'ai tenté beaucoup de combinaifons & de précipitations qui ne m'ont point réuffi. Mais elles m'ont fait parvenir par degrés à la combinaifon que je defirois. Le précipité martio-mercuriel du fecond procédé, m'avoit appris que le vinaigre martial pouvoit s'unir intimement à la folution mercurielle vitriolique. J'ai préfumé qu'en faifant évaporer le mélange, je pourrois en obtenir une cryftallifation.

J'ai mis dans un matras égales parties en mefure de vinaigre martial, & de folution de mercure par l'acide vitriolique ; j'ai fait chauffer la liqueur fur un feu doux, elle eft

devenue plus claire, & il s'eſt formé
peu de tems après, une grande quantité de cryſtaux légèrs plats, orbi-
culaires, & d'un blanc ſale. J'ai
filtré la liqueur, & je l'ai ſéparée de
ſes cryſtaux; elle blanchiſſoit alors
beaucoup, & très promptement le
cuivre rouge; j'y ai ajouté autant
de vinaigre martial; le mêlange expoſé à la chaleur du feu, a fourni
des cryſtaux pareils aux premiers,
ils étoient ſeulement un peu plus
bruns; la liqueur filtrée blanchiſſoit
encore le cuivre rouge; j'y ai ajouté
de nouveau une pareille quantité de
vinaigre martial, & j'ai fait chauffer
le mêlange, il ne s'en eſt plus précipité de cryſtaux, mais une poudre
couleur de rouille aſſez abondante,
alors la liqueur n'a plus blanchi le
cuivre que très légèrement.

J'ai obſervé que plus les ſolutions
métalliques étoient chargées & concentrées, mieux le procédé réuſſiſ-
ſoit; ſi les deux liqueurs ſont trop
étendues, & que l'on ſoit obligé de

leur faire fubir une évaporation,
quelque douce qu'elle puiffe être,
il ne s'y forme plus de fel cryftallin,
mais il fe précipite une poudre jaune
très fine : ceci prouve avec quelle
précifion l'on doit procéder lorfque
l'on veut faifir les fecrets de la nature : fi j'euffe employé d'abord des folutions trop étendues, j'aurois perdu
peut-être pour toujours la découverte de ce fel cryftallin bi-métallique. On a lavé trois ou quatre fois
à l'eau froide les cryftaux neigeux
reftés fur le filtre, fans qu'ils ayent
diminué de volume, & on les a
laiffé fécher parfaitement. L'impreffion qu'ils laiffoient alors fur la langue, étoit légèrement ftyptique, &
n'avoit rien de défagréable, mais
en paffant dans la gorge, ils y laiffoient un peu d'âcreté.

QUATRIÈME PROCÉDÉ.

Moyens d'adoucir le sel cryſtallin martio-mercuriel.

VOICI les moyens que j'ai pris pour adoucir cette ſubſtance ſaline. Je l'ai mis en digeſtion dans l'eſprit-de-vin rectifié pendant vingt-quatre heures. Au bout de ce tems, j'ai tranſvaſé l'eſprit-de-vin, & j'en ai reverſé une nouvelle quantité qui a ſéjourné auſſi vingt-quatre heures ſur les cryſtaux. La ſeconde digeſtion étant finie, j'ai verſé le tout dans un vaiſſeau de terre, & j'y ai mis le feu. Obſervons les particularités qui ſe paſſent pendant & après la déflagration. La flamme qu'elle produit eſt bleue, devient rouge ſur la fin, & pétille lorſque l'on remue la poudre; l'eſprit-de-vin étant conſumé, il reſte la même quantité de ſubſtance ſaline qu'auparavant, elle n'a point changé de forme, & paroît auſſi brillante; elle eſt d'une couleur grife ; dans cet état, elle laiffe beaucoup moins d'âcreté dans la gorge. Il eft évident que la digeftion dans l'efprit-de-vin, emporte d'abord une partie de l'acide que contient la poudre, & que la déflagration en enlève enfuite tout ce qui peut excéder la faturation ; en forte que la fubftance bi-métallique après la déflagration eft auffi douce qu'il eft poffible de l'obtenir ; le fer reprend même du phlogiftique , ce qui rend la poudre attirable à l'aimant. L'eau-de-vie opère à peu près les mêmes effets, & laiffe à la poudre faline un peu plus de phlogiftique ; mais il eft important d'empêcher cette poudre de trop s'échauffer pendant la déflagration , & furtout qu'elle ne rougiffe, car pour lors elle devient blanche, fe calcine, change de nature, & reprend plus d'âcreté qu'elle n'en avoit auparavant.

J'ai varié plufieurs fois les combinaifons de ces folutions métalliques, & je puis affurer que l'on peut toujours réuffir, pourvu que l'on n'excede pas l'addition de trois ou quatre parties de folution-martiale fur une feule de folution mercurielle ; j'ai même remarqué qu'en mettant quatre parties de folution martiale, le mêlange fournit fouvent une poudre grife mercurielle qui fe dépofe en même-tems que le fel neigeux.

Explication du méchanifme de la combinaifon du fel cryftallin martio-mercuriel.

LE méchanifme, par lequel paroît s'opérer le précipité cryftallin bi-métallique, préfente des phénomènes chymiques très intéreffans. Lorfque les folutions mercurielle & martiale font mêlées enfemble, & que la chaleur les a parfaitement combinées, l'acide vitriolique fe porte fur la fubftance du fer, avec lequel elle a un grand rapport, &

force l'acide végétal de lui abandonner le rang qu'il occupoit. Celui-ci, étant en liberté & trouvant à sa rencontre la substance mercurielle sous une forme extrêmement divisée, se combine avec elle ; mais comme cet acide végétal n'est pas totalement dépourvû de la substance martiale à laquelle il étoit uni, le fer entre ici en société avec le mercure, d'autant plus facilement que le mercure n'est pas lui-même entièrement dépourvû de l'acide vitriolique ; acide qui, par son grand rapport avec le fer, peut favoriser ici en quelque chose l'union des deux minéraux que l'on a regardée comme très difficile. La chymie trouve donc dans ce procédé un moyen d'unir intimement le mars & le mercure. Cette combinaison nouvelle est si intime, que le feu n'en peut séparer les principes constituans, s'il n'est secondé de quelque intermède ; pendant que ces rapports s'exécutent, il s'élève de la

liqueur chaude une odeur d'acide
végétal très pénétrante, occasion-
née par la supériorité de l'acide vitriolique , qui expulse avec force
l'acide du vinaigre de la substance
martiale & le met en liberté. La liqueur qui reste après la formation
du sel neigeux, fournit beaucoup
de vitriol.

CINQUIÈME PROCÉDÉ.

*Moyen d'obtenir le sel neigeux mar-
tio - mercuriel très blanc & très
pur.*

COMME le sel neigeux, qui résulte du procédé que je viens d'exposer, est un peu brun, j'ai pensé
que si l'on pouvoit éclaircir la solution martiale qui est d'un rouge
brun, ou la diviser davantage, on
pourroit obtenir des crystaux plus
blancs; j'ai employé, pour cet effet,
l'acide vitriolique que j'ai ajouté
dans la solution martiale , j'y ai joint

enfuite la folution du mercure vi-
triolifée dans les proportions que j'ai
indiquées, il eft réfulté de ce mêlange, à la chaleur du bain-marie,
un fel neigeux beaucoup plus beau,
plus éclatant & plus léger que celui
qui eft fait avec la folution martiale
fimple & la folution mercurielle
vitriolique; la liqueur qui refte après
la formation du fel neigeux & la
précipitation de tout le mercure
qu'elle contient, peut ainfi fervir de
nouveau à la formation d'un beau
fel neigeux, à raifon de l'union de
l'acide vitriolique avec l'acide végétal de la folution martiale.

Sixième Procédé.

Combinaifon de la folution mercu-
rielle vitriolique, avec la folution
de vitriol de mars; produit de
cette combinaifon.

D'après mes premières expériences, je croyois que l'acide du

vinaigre étoit indifpenfable pour obtenir le fel neigeux, mais la beauté & la légèreté que l'acide vitriolique procure au précipité neigeux, m'a fait foupçonner que la folution martiale & la folution mercurielle, faites l'une & l'autre par l'acide vitriolique, pourroient, par leur combinaifon, produire un fel de même nature. Pour m'en affurer, j'ai mis dans un vaiffeau de verre, demi-once de folution mercurielle vitriolique,& autant, en mefure, de folution de vitriol de mars; lorfque la liqueur a été bien échauffée au bain-marie, le mélange eft devenu plus clair & plus limpide, & il s'y eft formé de petits cryftaux plats, d'un blanc fale & d'une grande légèreté, à peu près comme ceux du fel fédatif; ces cryftaux fe précipitoient fucceffivement au fond du vaiffeau. La liqueur étant réduite à moitié & filtrée, blanchiffoit encore beaucoup & promptement le cuivre rouge; ce qui m'a détermi-

né à la faire évaporer lentement &
presqu'à siccité. Il en résulte une
maffe saline confufe, d'un blanc
fale. Si l'on verfe fur cette maffe
trois ou quatre onces d'eau froide,
elle fe trouve en l'agitant, remplie d'une grande quantité de matière foyeufe, ou cryftaux fins &
luifans comme de la foie, mais qui
fe fondent en partie, fur-tout fi l'on
chauffe la liqueur; il y refte cependant une fubftance qui ne fe fond
pas, & qui jaunit en y verfant l'eau
de pluie, à peu près comme fait le
turbith minéral.

Cette poudre jaune étant bien
lavée & féchée, fe trouve compofée
d'une multitude de petits cryftaux
légers fort éclatants; fi l'on en pofe
fur la langue, elle y fait une impreffion douce un peu mercurielle,
mais elle laiffe beaucoup d'âcreté
dans la gorge.

Si l'on met avec la liqueur filtrée,
qui eft fort acide & encore mercurielle, autant de folution de vi-

triol de mars, & que l'on faſſe évaporer le mêlange au bain-marie,
preſqu'à ſiccité, il s'y forme pendant le temps de l'évaporation,
beaucoup de cryſtaux brillans &
très légers; à la fin il y reſte une
maſſe ſaline, d'un blanc ſale; alors,
en y verſant de l'eau froide, la matière ſaline ſe diviſe & le liquide ſe
trouve rempli d'une prodigieuſe
quantité de cryſtaux plats, extrêmement fins, légers & luiſans, qui
diſparoiſſent & ſe fondent preſqu'entièrement peu de temps après. Ce
qu'il en reſte ne jaunit pas comme
le produit de la première évaporation, mais il forme une poudre
blanche, qui étant lavée & ſéchée,
ſe trouve griſe, en petite quantité &
parſemée de beaucoup de globules
de mercure; cette révivification du
mercure paroît venir de ce que par
la deuxième addition de la ſolution
vitriolique, il s'y eſt trouvé aſſez de
mars pour la favoriſer. Cette poudre
a une ſaveur légèrement ſtyptique &

vitriolique, & laiffe encore un peu d'âcreté dans la gorge. Ce procédé prouve donc que l'on peut obtenir un fel mercuriel neigeux fans le fecours du vinaigre, & que c'eft effentiellement le fer uni au mercure par l'intermède d'un acide qui donne à cette combinaifon la forme éclatante de notre fel neigeux.

SEPTIÈME PROCÉDÉ.

Addition du vinaigre dans la combinaifon du fixième procédé ; différence du produit : réflexions fur les phénomènes chymiques que préfente ce procédé.

Si l'on peut fe paffer de l'acide végétal pour la formation de ce fel bi-métallique, il faut cependant convenir qu'il y eft d'une grande utilité pour lui donner une forte de fixité qu'il ne peut acquérir par la préfence feule de l'acide vitriolique, puifque celui qui n'eft formé que

par

par l'union de cet acide avec le mars
& le mercure, se fond presqu'entièrement dans l'eau ; si au contraire, on met une juste proportion
de vinaigre dans le mélange de la
solution de vitriol de mars, mêlée
avec celle de mercure par l'acide
vitriolique, on obtient alors un sel
neigeux d'une grande légèreté, lui-
sant, en crystaux plats, beaucoup
plus larges que lorsque ce sel est
dépourvû de cet acide végétal, & il
est alors d'une si grande fixité, qu'il
résiste à l'action d'un feu violent
sans se décomposer, comme nous
l'avons déja observé. J'ai reconnu
qu'un tiers d'acide végétal, ajouté
dans le mélange de nos liqueurs
métalliques, procuroit une belle
crystallisation, & que si l'on en
mettoit davantage, la crystallisation
étoit croûteuse.

La formation de cette dernière
espèce de sel mercuriel a quelque
chose de fort singulier. L'acide vitriolique de la solution mercurielle

Tome II. H

se porte ici sur le mars , quoique saturé par le même acide , en vertu du grand rapport que cet acide a avec le fer. Quoique la solution du vitriol soit dans une parfaite neutralisation , cependant le mars qui s'y trouve peut encore recevoir de l'acide surabondant ; ce qui est constaté par la forte acidité qui se trouve dans les eaux-mères , qui restent lorsque l'on a crystallisé le vitriol des pyrites. On sait aussi que le vitriol fondu dans l'eau, dépose beaucoup de parties ferrugineuses , & c'est probablement à cette substance que s'unit l'acide vitriolique de la solution mercurielle. Or, cet acide vitriolique, en se portant sur cette portion de fer, n'abandonne pas tellement le mercure auquel il est uni, qu'il n'en contienne encore, & il l'incorpore, pour ainsi dire, avec le fer auquel il se joint ; d'ailleurs, l'acide vitriolique de la solution mercurielle étant développé & très fort, il n'est pas étonnant qu'il ait de l'action fur la folution du mars dans le vitriol, quoique cette fubftance métallique y foit neutralifée.

Si l'on met une plus grande quantité de folution de vitriol que de celle du mercure dans le mêlange pour former le fel neigeux, l'acide vitriolique de la folution mercurielle trouvant alors plus de fer auquel il puiffe fe combiner, il abandonne véritablement une portion de fon mercure, qui livré à lui-même, fe précipite au fond du vaiffeau fous la forme d'une poudre grife, ou de mercure revivifié ; mais fi l'on ajoute du vinaigre dans le mêlange, il ne s'y forme plus de poudre grife, parce que cet acide végétal fe joint au mercure abandonné par l'acide vitriolique, & en empêche la réduction. J'ai obfervé que l'acide vitriolique & celui du vinaigre, s'uniffoient tellement que cette combinaifon fembloit changer de nature par le laps de temps , &

H 2

qu'elle contractoit une odeur d'efprit de nitre, ce qui mérite beaucoup d'attention ; car les phénomènes chymiques, que le hazard préfente, conduifent fouvent à de
grandes découvertes, fi l'on eft affez
attentif pour en fuivre fcrupuleufe-
ment les effets.

Le fel mercuriel neigeux, dont
nous venons de parler, étant lavé à
plufieurs eaux froides & féché, fe
trouve beau, luifant, léger & extrêmement doux fur la langue, mais
il laiffe encore dans la gorge une
légère âcreté qui fubfifte même
quelque temps après que l'on a fait
la déglutition d'un peu de cette
fubftance; ce qui prouve la néceffité
de le corriger par l'efprit-de-vin de
la manière que nous avons expofée
plus haut.

HUITIÈME PROCÉDÉ.

Combinaison de la solution de vitriol de mars, avec la solution de mercure par l'acide du vinaigre. Moyen de rendre du phlogistique aux parties métalliques qui entrent dans la composition du sel neigeux bi-métallique.

LA solution du vitriol de mars, jointe à celle du mercure faite par l'acide vitriolique, produisant un sel neigeux, on pourroit présumer qu'en combinant la solution acéto-mercurielle avec celle du vitriol, il en résulteroit un beau sel neigeux, d'autant plus que cet acide végétal contribue à rendre le dernier précipité neigeux du septième procédé très léger & fort éclatant. J'ai donc mêlé parties égales de solution de vitriol de mars & de solution de mercure faite par l'acide du vinaigre ; il n'eft réfulté de cette union, ni à froid ni à chaud, aucun fel neigeux, mais feulement un précipité en forme de fécule couleur de rouille, & une poudre grife mercurielle, ce qui annonce plutôt une décompofition qu'une combinaifon ; cette décompofition paroît être l'effet de la furabondance du mars dans le vitriol, fur lequel l'acide végétal de la folution acéto-mercurielle fe porte en abandonnant le mercure qui fe revivifie, & cette circonftance empêche la formation des cryftaux bi-métalliques.

Je défirois pouvoir reftituer aux parties métalliques qui entrent dans la compofition du fel neigeux, une partie du phlogiftique qu'elles perdent par la folution dans les acides, & donner par-là plus de douceur à la fubftance neigeufe qui réfulte de leur union, mais cette reftitution me paroiffoit en même temps difficile à opérer. Cependant j'ai voulu procéder. J'ai tenté, en conféquence, d'animer la folution martiale, avec une fubftance végétale fort chargée elle - même de phlogifti- que; j'ai choifi, pour cet effet, le miel, comme très propre à entrer dans mes vues, ne pouvant em- ployer de fubftances graffes pro- prement dites; j'ai donc fait un oxy- mel martial, & j'en ai mêlé à par- ties égales avec la folution mercu- rielle vitriolique, le mélange expo- fé à une chaleur douce, a fourni un fel neigeux d'un blanc roux, mais il s'eft précipité en même tems une grande quantité de poudre mer- curielle. Ceci prouve que notre oxymel martial a réellement la pro- priété de rendre du phlogiftique aux fubftances métalliques; on s'en affure encore en jettant un peu de ce produit neigeux fur un fer bien chaud, fans être rouge, car fa com- buftion donne beaucoup de fumée, & la poudre qui refte eft fort noi- re & attirable par l'aimant, quoi- que légèrement. Malgré cette fu-

H 4

rabondance de phlogistique, le précipité neigeux laisse un peu d'âcreté
dans la gorge, s'il n'est adouci par
la déflagration de l'esprit-de-vin :
le miel sert aussi dans cette solution
martiale à tirer plus de teinture de
fer, ce qui peut contribuer à favoriser en partie la réduction du mercure, à raison de l'union d'une trop
grande quantité de ce mars avec la
solution mercurielle vitriolisée.

Neuvième Procédé.

Moyen d'obtenir une quantité de
sel neigeux bi-métallique, en
crystaux argentins, & très légers,
sans employer d'acide minéral
dans les combinaisons.

La plûpart des procédés que je
viens d'exposer, m'ont procuré du
sel neigeux bi-métallique assez beau;
mais je regrettois toujours de n'avoir
pû obtenir qu'une très petite quantité

de celui où il n'entre que de l'acide végétal, parce qu'il est beaucoup plus beau & plus léger; je jugeois d'ailleurs qu'il n'étoit pas prudent, vû sa grande âcreté, de le proposer comme médicament interne. J'avois, par conséquent, deux objets fort à cœur. 1°. D'en obtenir une plus grande quantité. 2°. De corriger son âcreté, de manière à le rendre encore plus doux que les autres espèces de sel neigeux, & à pouvoir le conseiller utilement & sans danger dans différentes maladies.

J'ai présumé d'abord, en réfléchissant sur la nature de ce sel neigeux, que la disette de parties ferrugineuses dans le précipité mercuriel du septième procédé, pouvoit être cause du peu de sel neigeux que j'en avois obtenu, & en même temps de l'âcreté de ce même sel. Je me suis persuadé que si je trouvois le moyen d'unir beaucoup de mars au mercure par le secours d'un acide végétal, il en résulteroit une plus grande quantité de sel neigeux, & qu'il seroit beaucoup plus doux.

Le travail que j'avois fait pour obtenir l'union du fer au mercure sous la forme de précipité brut, dans le premier procédé, auroit dû me conduire tout d'abord à cette découverte intéressante ; mais je n'étois alors occupé que de précipitations & non de crystallisations salines.

Je me suis occupé de nouveau d'obtenir une solution aceto-martiale, & une solution aceto-mercurielle, l'une & l'autre bien chargées de substance métallique ; j'ai mis parties égales en mesure de ces deux solutions, dans un matras; j'ai plongé ensuite ce vaisseau dans le bain-marie. La liqueur étant une fois bien chaude, il s'est formé à sa superficie & dans son intérieur, une substance neigeuse, fine, blanche,

& de la plus grande légèreté, beaucoup supérieure à tous égards aux autres précipités neigeux acéto-vitrioliques dont nous avons parlé. Si on laiſſe trop long-tems le vaiſſeau expoſé à la chaleur du bain-marie, il s'y forme un *coagulum* qui gâte le ſel neigeux, & ſi l'on met une plus grande quantité de ſolution martiale que celle que j'indique, au lieu de ſubſtance neigeuſe il en réſulte une poudre griſe qui, lorſqu'elle ſe sèche, ſe réſout en mercure coulant. La belle ſubſtance neigeuſe que nous venons d'obtenir étant poſée ſur un filtre, & lavée à pluſieurs eaux, enſuite ſéchée, produit une eſpèce de maſſe argentine tirant ſur le gris, formée par la réunion des cryſtaux. Ces cryſtaux ſe trouvent confondus & appliqués les uns aux autres à cauſe de leur extrême légèreté, & de la fineſſe de leurs lames; on peut ſe diſpenſer de laver cette ſubſtance,

car elle ne conferve point d'acidité
ni d'âcreté. Cette matière argentine
étant féchée, a de la peine à fe divifer; elle ne laiffe aucune faveur
âcre fur la langue ni dans la gorge;
en forte que l'on peut la confidérer
comme le plus doux de tous les précipités dont nous avons parlé; fi
l'on divife cette maffe argentine
avec du fucre, il en réfulte une poudre grife fans aucune revivification
de mercure; la liqueur qui a été
féparée des cryftaux par le filtre,
eft d'un rouge brun fort clair,
n'ayant aucune faveur acidule, mais
une faveur martiale très forte; elle
blanchit encore beaucoup le cuivre
rouge, ce qui annonce un refte de
mercure qu'il n'eft pas poffible d'a-
voir fous la forme de fel neigeux,
elle précipite même quelque tems
après une poudre grife mercurielle;
fi l'on y ajoute de la folution acéto-
martiale, il s'en précipite alors, au
lieu de fel neigeux, une poudre

couleur de rouille , mêlée d'une autre poudre grife très fine qui eft un mercure revivifié (*a*).

Variétés que préfentent les produits bi-métalliques des combinaifons précédentes , lorfqu'on employe le vinaigre ordinaire & le vinaigre concentré par la gelée , au lieu de vinaigre diftillé.

APRÈS avoir employé le vinaigre diftillé pour faire mes folutions métalliques, j'efpérois pouvoir me procurer des folutions femblables, & un fel neigeux en employant le

______

(*a*) Après la féparation du fel neigeux, il refte encore dans la liqueur de la fubf-tance martio - mercurielle qui doit avoir les mêmes propriétés médicinales que le fel neigeux ; fi l'on veut mettre cette fubftance à profit fans craindre la décom-pofition , on peut réduire la liqueur en maffe folide en l'incorporant avec de la farine de froment ou d'autres fubftances

vinaigre non-diftillé. Je n'ai pas eu le même fuccès, cependant les particularités que j'ai rencontrées dans mon procédé m'engagent à l'expofer.

J'ai fait bouillir dans un matras, au bain de fable, du précipité mercuriel alkalin, avec de bon vinaigre blanc d'Orléans non-diftillé; après une ébullition d'environ deux heures, le vinaigre blanchiffoit peu le cuivre rouge, le précipité avoit perdu une partie de fa couleur rouge, & étoit devenu blanchâtre; il s'y eft trouvé, après cette ébullition,

analogues, qui faffent l'Office d'abforbant. Je ne propofe pas d'employer des abforbans terreux, parce qu'ils opéreroient décompofition des fubftances que l'on a intérêt de réunir. Les maffes de pâte que l'on obtient par cette main-d'œuvre peuvent fe conferver sèches & fans altération pendant très long-tems, & l'on pourroit vraifemblablement les employer avec fuccès.

des globules de mercure revivifié qui furmontoient la liqueur. Ceci paroit d'autant plus extraordinaire, que ce précipité eſt extrêmement fixe, & qu'il peut ſoutenir un feu aſſez violent ſans aucune revivification ni ſublimation : cette réduction paroît venir du phlogiſtique que le vinaigre non-diſtillé contient, & qu'il communique au précipité par le ſecours de la chaleur ; ce vinaigre légèrement impregné de mercure, ne peut former de ſel neigeux avec la ſolution acéto-martiale, en telle proportion qu'on les combine enſemble ; il s'en précipite ſeulement par la chaleur du bain-marie, une grande quantité de poudre griſe & une autre poudre tirant ſur la rouille du fer ; ſi au contraire on laiſſe le mêlange ſans le faire chauffer, il s'y forme des parcelles ſalines légères, & en grande quantité, mais qui paroiſſent peu cryſtallines, même vues avec le ſecours d'une bonne loupe ; il s'y précipite enſuite une poudre grife-brune qui fe confond avec la blanche.

J'ai employé pour obtenir la même folution acéto-mercurielle, du vinaigre fort concentré par la gelée, & qui étoit très acide ; je l'ai fait bouillir pendant plus d'une heure avec du précipité mercuriel alkalin ; ce tems révolu, la folution s'eft trouvée fi peu chargée de mercure, qu'elle blanchiffoit à peine le cuivre rouge ; mais il eft arrivé quelque chofe de fingulier dans cette expérience, prefque tout le précipité mercuriel s'eft revivifié en gros globules, au lieu qu'avec le vinaigre ordinaire il ne s'en étoit revivifié que quelques globules imperceptibles. Si le phlogiftique a quelque part à la revivification du mercure, l'acide paroît en avoir auffi lui-même en neutralifant des parties alkalines qui s'oppofent à la réduction ; l'acide & le phlogiftique du vinaigre non-diftillé agiffent donc de concert pour opérer ce fingulier effet.

DIXIÈME PROCÉDÉ.

Combinaison du sel neigeux bi-métallique, avec le sel de soude; produits, & phénomènes de cette combinaison.

PLUSIEURS des précipités neigeux obtenus dans les différens procédés que l'on vient de parcourir, présentoient une reſſemblance frappante avec le sel sédatif. Je desirois ſçavoir : s'ils n'avoient pas quelqu'analogie avec ce sel. Le réſultat des expériences que j'ai tentées à cet égard, ſont plus propres à en diſſuader qu'à le prouver ; cependant je vais les expoſer ſuccinctement, parce qu'elles peuvent faire naître de nouvelles vues pour perfection-ner les découvertes intéreſſantes déjà faites concernant le sel sédatif.

J'ai fait fondre dans une once d'eau de pluie bouillante, vingt-quatre grains de sel de soude deſſéché au soleil ; ce sel étant fondu , j'y ai ajouté douze grains de sel neigeux en beaux cryſtaux ou feuillets luiſants , il s'eſt fait dans la liqueur une efferveſcence aſſez vive , au moment de la rencontre de ces deux sels , & la ſubſtance neigeuſe eſt devenue noire ſans perdre ſon brillant : j'ai fait bouillir le mélange , la poudre eſt devenue plus noire , & a perdu la forme & le brillant de ſes cryſtaux. La liqueur filtrée chaude étoit claire , & avoit une ſaveur âcre mercurielle. En verſant ſur le cuivre rouge quelques gouttes de cette ſolution , elles y forment pellicule de couleur de gorge de pigeon , & le blanchiſſent en frottant la pélicule ſur ce métal. La poudre reſtée ſur le filtre étant bien lavée & ſéchée , s'eſt réduite , pour la majeure partie , en mercure coulant , le reſte étoit une poudre noire qui laiſſoit de l'âcreté dans la gorge ; cette poudre n'étoit point attirable par le couteau aimanté : j'ai fait évaporer la liqueur filtrée. Il s'y eſt formé de petits cryſtaux bruns, luiſans & durs, qui blanchiſſoient un peu le cuivre rouge : en pouſſant l'évaporation juſqu'à ſiccité, il reſte une maſſe d'un blanc ſale. Cette maſſe étant fondue de nouveau dans l'eau, dépoſe une fécule couleur de rouille de fer ; cette fécule ſéparée de l'eau par la filtration, & ſéchée, blanchit beaucoup & promptement le cuivre à l'aide du plus léger frottement. Elle eſt de plus fort âcre dans la gorge : ſi l'on fait évaporer l'eau filtrée, elle laiſſe ſur la fin une liqueur où l'alkali paroît dominer. Ces différens eſſais prouvent qu'il y a beaucoup de ſel neigeux bi - métallique qui ſe fond dans la ſolution alkaline de ſel de ſoude ſans laiſſer précipiter le fer ni le mercure qui entrent dans ſa compoſition ; ce phénomène très extraordinaire fait une exception frappante à la loi commune des affinités chymiques, puiſque l'acide végéto-minéral n'abandonne pas les substances métalliques auxquelles il est uni pour se porter sur l'alkali, il prouve aussi l'intimité de la combinaison de notre sel bi-métallique.

Les sels neigeux que nous avons obtenu jusqu'ici sont d'une fixité à toute épreuve; je desirois cependant en obtenir un qui fût volatil, & susceptible en même-tems d'être employé utilement en Médecine. Pour y parvenir, j'ai procédé de la même manière que pour former le sel neigeux fixe, j'ai seulement donné au mercure un dissolvant volatil.

Onzième Procédé.

Combinaison de la solution acéto-martiale, avec la solution de mercure faite par l'esprit de sel; produit de cette combinaison.

J'ai mis dans un matras, deux parties de solution acéto-martiale, & une partie de solution de mercure faite par l'efprit de fel, & j'ai placé le matras dans un bain-marie. Le tout étant échauffé au degré de l'eau bouillante, il a paru à la furface du mêlange une poudre blanche très fine, non cryftalline, qui fe précipitoit à mefure qu'il s'en formoit de la nouvelle. J'ai tranfporté enfuite le matras fur un bain de fable très doux. Vers la fin de l'évaporation, il s'y eft formé un coagulum qui eft devenu noir en fe defféchant. J'ai pouffé le feu plus vivement, alors il s'eft élevé dans le matras une vapeur un peu humide, qui avoit l'odeur d'un acide végétal empyreumatique, & il fe formoit en même temps le long des parois du vaiffeau, depuis le bas jufqu'au dôme, une matière cryftalline en petite quantité. Une partie étoit en aiguilles très fines, & l'autre reffembloit à un fel alkalin volatil, ou a du fel fédatif fublimé.

L'élévation de cette matière cryftalline, qui paroiffoit en même

temps que la vapeur humide, annonçoit une volatilité plus grande que
ne l'eſt celle des ſublimés mercuriels ordinaires; en animant encore
le feu, il s'eſt élevé une matière
moins légère, & le tout s'eſt ſublimé par l'activité de la chaleur juſqu'au col du matras : le vaiſſeau
étant refroidi & caſſé, j'ai apperçu
dans le col une ſubſtance blanche
mercurielle, en aiguilles fines &
très légères ; elle étoit fort âcre ſur
la langue. Si on applique cette matière ſur le cuivre rouge en frottant
à ſec, elle n'y laiſſe aucune trace
de mercure, mais en l'humectant
un peu, elle le blanchit promptement & beaucoup. Les qualités &
la trop grande âcreté de cette ſubſtance ſublimée, donnoient tout lieu
de penſer qu'elle avoit de l'analogie
avec le ſublimé corroſif, ce qui
m'a fait diſcontinuer mes recherches ſur cette combinaiſon mercurielle, n'ayant pour objet de mon
travail que ce qui peut être em-

ployé sûrement & utilement dans les maladies.

DOUZIÈME PROCÉDÉ.

Combinaison de la solution acéto-martiale, avec la solution de mercure par l'acide nitreux. Produit de cette combinaison.

IL me restoit encore à examiner si on pourroit obtenir une combinaison du fer avec le mercure, en donnant au mercure l'acide nitreux pour menstrue, & si cette combinaison prendroit une forme crystalline neigeuse. Pour cet effet, j'ai mis dans un matras, parties égales en mesure de solution mercurielle nitreuse, & de solution acéto-martiale. Le vaisseau étant bien échauffé au bain-marie, il s'est formé dans le mélange, à la superficie de la liqueur, une pellicule jaunàtre, brutte, & non crystalline ; j'ai mis dans un autre vaisseau, deux parties de solution acéto-martiale, & une partie de solution nitro - mercurielle ; ce mélange a produit une croûte jaune comme la précédente. Si on laisse reposer à froid les deux mélanges séparément, la croûte jaune se forme à peu près également dans l'un comme dans l'autre ; j'ai cependant observé de petits cryftaux très fins dans le vaiffeau dont on s'étoit servi pour mesurer les liqueurs, & dans lequel il en étoit resté quelques gouttes, mais je n'ai pu obtenir de pareils cryftaux en grand, quoique j'aye varié les proportions des solutions, & que je les aye étendues plus ou moins avec de l'eau ; il eft même arrivé en les étendant ainsi, qu'il ne s'y eft plus formé de croûtes, mais seulement une fécule légère, couleur de rouille de fer, & fort abondante ; c'eft encore à la vérité, un nouveau moyen d'unir le mercure au fer ; mais ceux que nous avons proposé ci-devant, méritent de beaucoup la préférence sur

tous

tous ceux qui produifent les fels neigeux. L'acide vitriolique eft donc le
feul des acides minéraux qui puiffe
concourir efficacement à favorifer
l'union du fer avec le mercure fous
une forme cryftalline , fur-tout lorfqu'il eft combiné avec l'acide du
vinaigre.

Si les pilules ou dragées de M.
Keifer ont véritablement pour bafe
un fel mercuriel neigeux, formé
par l'union d'un acide végétal avec
le mercure & le fer , ainfi que l'ont
jugé MM. les Commiffaires de l'A-
cadémie qui les ont analyfées, leur
compofition doit néceffairement fe
rapporter à un des procédés expo-
fés dans ce Mémoire.

DEUXIÈME PARTIE.

Mercure rendu soluble dans l'eau, sans le secours d'aucune espèce d'acide.

J'AI employé avec succès dans différentes maladies chroniques, plusieurs des combinaisons martio-mercurielles dont nous venons de parcourir les procédés. Elles réussissent pour obtenir la guérison des maladies vénériennes invétérées dans lesquelles on se permet l'usage du sublimé corrosif. Si elles ont la même efficacité que le sublimé corrosif, sans avoir aucun de ses inconvéniens on ne doit pas hésiter de leur donner la préférence. Cependant il ne faut pas se dissimuler que dans nos préparations martio-mercurielles le mercure se trouvant uni à des acides, quelques doux qu'ils soient, conserve toujours quelque chofe de ftimulant qui peut ne pas convenir à des malades très délicats. Il eft donc à defirer qu'on puiffe rendre le mercure auffi foluble dans l'eau qu'il l'eft par le moyen des combinaifons martio-mercurielles, mais fans employer aucune efpèce d'acide. Ceci paroît fans doute à tout le monde, (& je l'ai d'abord confidéré de même) un probléme chimérique dont la folution doit être placée à côté de la découverte de la pierre philofophale. Cependant ayant trouvé le moyen de rendre l'or foluble dans l'eau à la faveur de l'*hepar fulphuris*, j'ai penfé que la folution du mercure dans l'eau, par le même moyen, n'étoit pas plus difficile. Mais il falloit pourvoir à la grande volatilité du mercure avant que de procéder à fon union avec l'*hepar fulphuris*, la voie humide étoit par conféquent la feule que je puffe employer, parce que la chaleur de la voie sèche auroit fait évaporer le mercure.

I 2

PREMIER PROCÉDÉ.

Combinaison du mercure coulant avec les hepars sulphuris *par la voie humide. Produits & phéno-mènes de cette combinaison.*

J'AI mis dans un matras posé au bain de sable, deux gros d'huile de tartre alkaline, & autant de fleurs de soufre; lorsque le mélange a été bouillant, la liqueur a contracté une couleur d'abord brune, ensuite d'un jaune-rouge qui est devenue plus foncée peu de tems après : si on laisse alors refroidir la bouteille en l'agi-tant, la matière se fige & devient d'un blanc-jaune, mais en l'expo-sant de nouveau au feu, elle se fond avec une extrême facilité à peu près comme de la cire, & répand un rouge plus foncé; après l'avoir laissé figer, si l'on ajoute de l'eau sur la matière sèche, & que l'on fasse bouillir le tout, elle se liquéfie, &

le liquide devient très rouge; cet *hepar sulphuris* se fond donc également à la chaleur du feu, soit à sec, soit avec l'eau; mais en considérant qu'il est composé de soufre & d'alkali, & qu'il forme pour ainsi dire une espèce savonneuse, ce phénomène n'aura plus rien d'extraordinaire.

J'ai ajouté à cette matière ainsi fondue dans l'eau, & concentrée, deux gros de mercure coulant purifié. En agitant la bouteille, le vif-argent s'est fixé promptement, & presque totalement en s'unissant à *l'hepar*. Il est résulté du tout une masse noire. Si l'on ajoute sur cette masse trois ou quatre onces d'eau de pluie, & que l'on fasse bouillir le liquide pendant quelques minutes, il devient d'un jaune-brun, & laisse précipiter au fond une poudre noire. En jettant ensuite sur cette liqueur filtrée du vinaigre distillé, elle devient blanche à l'instant, mais le moment d'après, elle

passe du blanc au noir, & elle dépose un précipité de même couleur,
ce qui constate la présence du mercure, & prouve que l'*hepar* liquide
s'en étoit réellement approprié une
assez grande partie qu'il tenoit en
solution : si l'on fait bouillir un peu
d'huile de tartre sur la poudre noire
qui reste au fond de la bouteille
après la première ébullition, il s'y
forme encore un peu d'*hepar* mercuriel qui noircit par l'addition du
vinaigre distillé; alors la poudre qui
se trouve au fond de la bouteille
après les deux ébullitions de l'*hepar*, n'est plus aussi noire, elle tire
un peu sur le rouge, & il paroît
une plus grande quantité de mercure revivifié qu'il n'y en avoit auparavant; ce procédé produit donc
un æthiops minéral par la voie humide, & en même-tems un *hepar*
mercuriel : on obtient également
l'un & l'autre avec un *hepar sulphuris* liquide fait avec la chaux. Si
l'on souhaite encore une preuve

plus convaincante de la préfence du mercure dans ces *hepars*, il eft facile de la procurer. On les fait évaporer à ficcité, on ajoute enfuite à la matière reftante, de la limaille de fer, on met le mélange dans un matras au bain de fable; la chaleur du feu fait élever beaucoup de globules mercuriels qui s'attachent au dôme ; par conféquent, plus de doute fur la préfence du mercure dans nos *hepars fulphuris* liquides, foit alkalino-falins, foit calcaires.

Si l'on verfe fur l'un ou l'autre de ces *hepars* liquides des diffolutions de mercure faites par les acides végétaux, ou par des acides minéraux, même le mercure réduit en *deliquium* par l'intermède du fel ammoniac, il en réfulte des précipités noirs, ou de véritables æthiops formés par de doubles rapports. L'acide, foit végétal, foit minéral, fe porte fur la fubftance alkaline de l'*hepar*, & le mercure abandonné s'unit au foufre livré auffi à lui-même. Cette dernière union se fait avec d'autant plus de facilité que la division des substances qui s'unissent est extrême. A l'égard de l'union de l'*hepar* liquide, & du *deliquium* de mercure fait par le sel ammoniac, il s'y passe un phénomène de plus que dans les autres mélanges. Le sel ammoniac qui tient sous sa forme de sel neutre le mercure en solution, ainsi que nous l'avons démontré dans un autre Mémoire, venant à l'abandonner, son acide marin se porte sur la partie alkaline de l'*hepar*, & l'alkali volatil s'échappe, n'ayant rien qui puisse le retenir. Ces précipités sont tellement mercuriels que si on les unit à de la limaille de fer, & qu'on les traite par la voie de la sublimation, comme nous venons de l'observer au sujet de l'*hepar* mercuriel liquide, il en résulte une grande quantité de mercure revivifié.

DEUXIÈME PROCÉDÉ.

*Préparation, par la voie sèche, de l'*hepar *sulphuris mercuriel.*

LA présence du mercure dans nos *hepars* liquides, nous offre, à la vérité un moyen d'employer ce demi-métal d'une manière très efficace, dans une infinité de maladies ; mais l'odeur & la faveur insupportable de cette préparation mettent un si grand obstacle à l'usage de ces fondans précieux, que j'ai cru devoir tenter quelque moyen pour obtenir la même combinaison sous une forme sèche. L'évaporation de ces *hepars* mercuriels liquides étoit la voie qui se présentoit le plus naturellement ; mais la longueur du procédé, la petite quantité qui en résulte, la facilité avec laquelle le produit se convertit en *deliquium*, & mille autres inconvéniens, qui occasionnent la perte du mercure, m'ont

I 5

engagé à faire un *hepar sulphuris*
mercuriel par la voie sèche. C'est
alors qu'il a fallu apporter beaucoup
d'attention , pour éviter l'évaporation de ce fluide métallique. Pour
y parvenir , j'ai fait différentes
tentatives , qu'il seroit superflu de
rapporter ici , je me contenterai de
donner le meilleur procédé, le plus
simple , & le plus facile à exécuter
de tous ceux que j'ai été obligé de
faire pour obtenir celui-ci.

Mettez fondre dans un petit vaisseau de fer, deux gros de fleurs de
soufre , ajoutez y ensuite autant de
sel alkali quelconque , bien sec ;
lorsque le tout est exactement mêlé
& liquéfié, il faut verser sur cette
masse à demi-liquide , deux gros
de mercure coulant , bien pur,
que l'on a soin d'y faire tomber
en pluie , en le pressant dans une
peau de chamois, & observant de
remuer exactement. Lorsqu'il n'y
paroît plus de globules de mercure,
on verse la masse dans un autre

vaisseau. Cette substance étant refroidie, est d'une couleur gris de-
souris, & ne perd pas sensiblement
du poids des substances que l'on a
employé, malgré l'évaporation
qu'une fumée considérable entraîne
avec elle. Si l'on examine cette substance au soleil avec une bonne loupe, on voit une multitude de molécules luisantes, qui paroissent
n'être qu'un mercure à demi-revi-
vifié, & qui n'a pour ainsi dire
point perdu la forme métallique,
mais qui est seulement extrêmement divisé par son union à l'*hepar*;
il lui est en effet si intimement uni,
que l'un & l'autre se tiennent en
solution dans l'eau, comme dans
la préparation de l'*hepar* mercuriel
liquide.

TROISIÈME PROCÉDÉ.

Manière de vérifier l'existence du mercure dans la solution aqueuse de l'hepar sulphuris mercuriel.

IL est aisé de vérifier l'existence du mercure dans cette solution ; car si l'on verse du vinaigre distillé dans l'eau, où l'on a fait bouillir cet *hepar* mercuriel, il s'en précipite une fécule qui est de couleur brune, au lieu d'être blanche, comme elle le seroit en effet s'il n'y avoit point de mercure. Si l'on fait évaporer cette eau à siccité, en ajoutant sur la fin un peu de limaille de fer, & que l'on expose ce résultat à la sublimation, il s'en élève à une chaleur douce, une grande quantité de mercure. Si l'on jette sur du fer rouge de la poudre de l'*hepar* mercuriel sec, on voit à l'obscurité une flamme bleue, ensuite une flamme blanche très fine, qui n'ont point l'odeur de soufre. Ces deux flammes étant passées, on en voit une troisième plus blanche & plus fine, qui a la couleur & l'odeur du phosphore urineux d'Angleterre enflammé. Ce phénomène extraordinaire est très intéressant; car d'où peut venir la formation de cette nouvelle matière phosphorique, s'il est vrai que le phosphore urineux soit essentiellement le produit de l'acide marin identifié avec le phlogistique? Il n'entre sûrement point d'acide marin dans notre *hepar* mercuriel sec.

L'*hepar* mercuriel préparé par la voie sèche, a l'avantage de pouvoir être pris intérieurement sous la forme de *bolus*, & sans aucuns des inconvéniens de *hepar* mercuriel liquide.

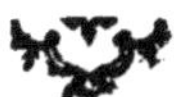

Propriétés médicinales du mercure rendu soluble dans l'eau , à la faveur des hepars sulphuris.

LE mercure a sous cette forme soluble dans l'eau , un degré de douceur qui ne se trouve dans aucune des préparations mercurielles connues. Il est très utile pour combattre efficacement différens vices d'épaississement , qui se rencontrent dans les humeurs , même le vice vénérien. Le foie de soufre fait ici l'office d'un savon particulier , dans lequel le phlogistique du soufre & l'alkali combinés ensemble , ont une propriété dissolvante du mercure , & le dissolvent en effet de manière à le rendre singulièrement pénétrant. Cette combinaison est donc très propre à guérir les maladies , qui sont soumises au pouvoir du mercure. Le soufre sert même ici à favoriser la propriété que le mercure a de guérir beaucoup de maladies de la peau, par la faculté que l'on connoît au foufre de porter les humeurs viciées vers les pores cutanés, & d'animer la tranfpiration. J'ai en effet guéri des galles très opiniâtres, par l'ufage intérieur de cet *hepar* mercuriel feul, d'autres fois uni à quelques-unes de nos préparations de fel neigeux. J'ai employé cette combinaifon avec fuccès, particulièrement dans les maladies fcrophuleufes, qui font les plus rebelles de toutes les maladies de la lymphe, ainfi que contre des duretés fquirreufes & cancéreufes. Ce remède combiné fait auffi rendre très fouvent des vers aux malades qui en font ufage : l'on fait quelle eft l'efficacité du mercure à cet égard ; mais il y a lieu de préfumer que le foufre auquel il eft intimement uni dans notre préparation, augmente cette vertu vermifuge ; l'intimité de cette union eft fi grande, que le foufre

eſt devenu preſque tout phoſpho-
rique par ſon union avec le mercure & la ſubſtance alkaline. Ce
que j'avance eſt prouvé par la nature
de la flamme que rend cette préparation jettée ſur un fer bien chaud
& un peu rouge, car elle n'a plus
aucune des qualités propres au ſoufre brûlant dont la flamme eſt
bleue, d'une odeur vive & ſuffo-
cante ; au lieu que celle de l'*hepar*
mercuriel eſt blanche, fine, & ex-
hale une odeur qui n'eſt point déſagréable, & qui approche de celle
du phoſphore urineux, comme nous
l'avons obſervé.

J'ajoute encore que l'adminiſtra-
tion du mercure ſous la forme d'*he-*
par ſulphuris mercuriel, doit être
préférable, dans bien des cas, à
celle du mercure diviſé par les pom-
mades, & par tous les autres moyens
qui le laiſſent ſubſiſter ſous ſa forme
globuleuſe. L'atténuation & la diviſion du mercure eſt incomparablement plus grande lorſqu'il eſt en

folution dans l'eau à la faveur de l'*hepar* que lorfqu'il n'eft que divifé par les graiffes ; on n'a point à craindre la réunion des globules dans la maffe des humeurs, ni leur impreffion fur les nerfs, ni les tremblemens, ni les autres accidens que produit fouvent l'adminiftration du mercure confervé fous la forme globuleufe.

La fubftance phofphorique de l'*hepar fulphuris* mercuriel doit auffi concourir aux effets falutaires de ce nouveau médicament.

F I N.

N

S

NOUVELLES
OBSERVATIONS

Sur l'Ether provenant de différentes solutions métalliques nitreuses, sur les produits qui en résultent, & sur ceux de la solution du mercure dans les acides nitreux & marins, avec des réflexions sur l'utilité de ces résultats pour la pratique de Médecine.

L

=

I
M
m[illegible]
M[illegible]
en
va
m
fer
dif
tre[illegible]
fu[illegible]

EXTRAIT

Des Mémoires de l'Académie Royale des Sciences , du 20 Décembre 1774.

RAPPORT

DE MM. les Commissaires.

L'ACADÉMIE nous a chargé, M. Bourdelin, M. de Laffone & moi, de lui rendre compte d'un Mémoire de M. Navier, Docteur en Médecine, à Châlons-fur-Marne, Correfpondant de l'Académie, &c. intitulé: *Nouvelles Obfervations fur l'Ether provenant de différentes folutions métalliques nitreufes, fur les produits qui en réfultent, & fur ceux de la folution du

*mercure dans les acides nitreux &
marins, avec des réflexions fur l'utilité de ces réfultats pour la pratique
de Médecine.*

M. Navier avoit déjà communiqué à l'Académie, en 1741 , la découverte de l'éther nitreux martial ;
il avoit obtenu cet éther par le
moyen d'un mêlange d'efprit-de-
vin avec une diffolution de fer par
l'acide nitreux : il avoit obfervé
qu'il étoit fort amer , & qu'il avoit
une belle couleur rouge ; qualités
que n'a pas l'éther ordinaire ; il en
avoit conclu que l'éther dans cette
opération enlevoit quelque chofe
au fer , & il préfumoit que cette
préparation pouvoit produire des
effets avantageux dans l'Art de
guérir.

Cette première découverte lui a
donné l'idée d'examiner l'action des
différentes diffolutions métalliques
fur l'efprit-de-vin , & de l'éther fur
les métaux ; & il s'eft toujours pro-
pofé pour but de tirer de fes expé-

riences des réſultats avantageux pour la pratique de la Médecine.

M. Navier a commencé par faire diſſoudre ſix grains d'or dans de l'eau régale faite par le ſel ammoniac; il a enſuite mêlé cette ſolution avec partie égale d'eſprit-de-vin, & a mis le tout à la cave dans une bouteille bien bouchée & bien ficelée. Au bout de trois jours, il s'étoit formé une quantité aſſez conſidérable d'éther de couleur citrine; il s'étoit fait en même tems un dégagement très conſidérable d'une matière élaſtique.

L'éther ainſi ſurnageant à la diſſolution contenoit de l'or. M. Navier l'a employé avec ſuccès pour appliquer ce précieux métal ſur l'argent, ſur le verre, ſur le fer & ſur l'acier. Il a même eſſayé de l'affoiblir en le coupant avec de l'eſprit-de-vin; mais il a obſervé qu'à la longue l'or ſe ſépare de ce mêlange & ſe précipite.

M. Navier s'étend enſuite ſur les

propriétés médicinales de cet éther, & il pense qu'on pourroit l'employer avec succès dans un grand nombre de circonstances. Quoique ces premières expériences de M. Navier contiennent des choses très neuves, nous devons faire observer cependant que l'union de l'or à l'éther, & en général aux huiles essentielles, étoit déjà connu des Chymistes.

Quoi qu'il en soit, M. Navier ne s'est pas borné à la combinaison de l'or avec l'éther ; il a étendu ses expériences à tous les métaux.

L'éther fait par un mélange d'esprit-de-vin avec une dissolution d'argent par l'acide nitreux, lui a présenté peu de phénomènes intéressans, & ce métal a paru ne s'unir qu'en très petite quantité avec l'éther.

Il en a été à-peu-près de même de l'éther fait par le moyen d'une dissolution de plomb par l'acide nitreux, ou d'étain par l'eau régale ;

il

Il a réfulté du mélange de ces diffolutions avec l'efprit-de-vin un éther
nitreux très bon, mais qui ne contenoit prefqu'aucun veftige de plomb
ni d'étain.

Celui fait par le moyen du cuivre
diffous dans l'acide nitreux ne contenoit abfolument aucun veftige de
cuivre.

M. Navier, toujours guidé par
des vues médicinales, a fait beaucoup de tentatives pour unir le mercure à l'éther; mais il n'a pu y réuffir, au moins directement. Une
diffolution de mercure par l'acide
nitreux, mêlée avec de l'efprit-de-
vin, a bien fourni de l'éther nitreux; mais cet éther ne contenoit
point de mercure.

Ce que M. Navier n'a pu faire
directement dans cette expérience,
il l'a fait à l'aide d'un intermède :
il a obfervé que l'éther obtenu par
la combinaifon d'une diffolution de
mercure avec l'efprit-de-vin, confervoit toujours une légère furabon·

dance d'acide; qu'il pouvoit encore diſſoudre dans cet état une certaine quantité de mercure précipité rouge, & il a obtenu par ce moyen un éther nitreux mercuriel qui pouvoit s'employer en Médecine.

Le mercure ſe conſerve difficilement dans cet éther; il ſe cryſtalliſe ſous la forme d'aiguilles courtes & de feuillets; le ſel qui en réſulte eſt doux, & peut également s'employer en Médecine. Il conſerve encore un peu d'éther, ſoit combiné dans les cryſtaux, ſoit ſeulement interpoſé dans les molécules ſalines, & il en communique le goût & l'odeur à l'eau dans laquelle on le fait diſſoudre.

Si l'on veut éviter la précipitation ou plutôt la cryſtalliſation de ce ſel, il ne s'agit que d'étendre la diſſolution mercurielle éthérée avec de l'eſprit-de-vin; elle devient alors ſuſceptible de tenir le mercure en diſſolution.

M. Navier n'eſt pas le premier

qui ait eu l'idée d'unir le mercure à l'éther, & qui y soit parvenu : M. de Lassone, l'un de nous, & M. Cadet ont déposé entre les mains de M. de Fouchi, Secrétaire de cette Académie, antérieurement au Mémoire de M. Navier, (*a*) un procédé qui leur est particulier, & qui remplit parfaitement l'objet que M. Navier a eu en vue. Ils se proposent de publier un jour ce procédé.

Cette première partie du Mémoire de M. Navier sembleroit présenter au premier coup d'œil une découverte intéressante pour les Chymistes, savoir une méthode de composer l'éther nitreux par le

---

(*a*) M. Navier s'applaudit de s'être rencontré dans cette découverte, sans le savoir, avec MM. de Lassonne & Cadet ; mais il croit devoir observer que l'idée qu'il a eu d'unir le mercure à l'éther, & le procédé qu'il propose, sont aussi de beaucoup antérieurs à l'époque à laquelle l'Académie a reçu son Mémoire.

moyen de toutes les diſſolutions métalliques; mais nous devons obſerver à cet égard que M. Navier n'a employé dans ſes expériences que des diſſolutions peu chargées de métal, & infiniment éloignées du point de ſaturation. Il eſt donc extrêmement probable que ce n'eſt point la portion d'acide combinée avec le métal qui le quitte pour s'unir à l'eſprit-de-vin, & pour former l'éther; que c'eſt au contraire la portion libre de ce même acide (a). Et nous nous croyons fondés à conclure que la plupart des réſultats qu'il a obtenu, ſur-tout pour l'argent, le plomb, le cuivre, &

(a) Si ce n'étoit point, comme le ſoupçonnent MM. les Commiſſaires, la portion d'acide nitreux chargée de métal en diſſolution qui ſe portât ſur l'eſprit-de-vin pour former les éthers métalliques, mais ſeulement la portion libre de ce même acide; les éthers que l'on obtiendroit ſeroient des éthers nitreux ſim-

peut-être le mercure, ne diffèrent
en rien de ceux qu'il auroit obtenu
s'il eût mêlé de l'acide nitreux pur
avec de l'esprit-de-vin.

Ces réflexions n'empêchent pas
que le travail de M. Navier n'ait
un mérite réel du côté de la doctri-
ne chymique & des vues médicinales; & nous penfons qu'il eft poffible d'en faire des applications très
utiles.

Après les expériences dont nous
venons de rendre compte fur les
différentes préparations éthérées
métalliques, M. Navier paffe à l'examen des cryftaux foyeux & neigeux qui fe trouvent fous la diffolution de mercure lorfqu'on en a fé-

---

ples, & non pas des éthers nitreux chargés de parties métalliques en diffolution.
Le contraire eft cependant bien prouvé
fur-tout dans le procédé de *l'éther* d'or. Il
n'y a même que la folution cuivreufe
combinée avec l'efprit-de-vin qui ne four-
niffe point de parties métalliques à l'éther.

paré l'éther ; ces cryſtaux ſe diſſolvent à chaud dans l'eſprit-de-vin &
dans l'eau ; par le refroidiſſement
ils recryſtalliſent en petits cryſtaux
fins. M. Navier obſerve que ces
cryſtaux différent peu de ceux qu'on
obtient par la combinaiſon de l'acide du vinaigre avec le mercure ; il
en conclut que l'acide nitreux dans
la formation de l'éther mercuriel,
ſe transforme en acide végétal. Cette
opinion s'accorde aſſez avec ce que
penſent quelques Chymiſtes de nos
jours.

M. Navier rapporte à l'appui de
cette opinion l'expérience qui ſuit.
Si l'on mêle avec une partie d'acide
nitreux deux parties d'eſprit-de-vin,
qu'on les tienne pendant vingt-quatre jours dans un vaiſſeau bien fer-
mé, & qu'on les diſtille enſuite, la
liqueur qui paſſe eſt, ſuivant lui, un
eſprit-de-vin éthéré qui n'a qu'un
léger veſtige d'acidité ; la portion
qui reſte n'a également qu'une acidité agréable, d'où M. Navier con-

clut d'abord que l'acide nitreux a été confidérablement adouci dans cette opération ; mais une preuve fuivant lui qu'il s'eft rapproché en même tems de la nature végétale, c'eft que fi dans la partie qui a paffé dans la diftillation, on jette quelques grains de mercure précipité rouge, & qu'on chauffe le tout à un feu doux, cette fubftance de rouge devient grife ; d'un autre côté la diffolution blanchit le cuivre ; en refroidiffant elle donne un dépôt gris-blanc; enfin ce dépôt examiné à la loupe, préfente des cryftaux foyeux très fins, à-peu-près comme ceux qu'on obtient par le vinaigre.

Ce qu'il y a de fingulier, c'eft que l'acide nitreux ainfi adouci, qui a diffous une certaine portion de mercure, & qui l'a laiffé cryftallyfer, eft encore auffi acidule qu'avant la diffolution ; il eft même fufceptible de diffoudre de nouveau du mercure précipité rouge. Quoique les expériences d'après lefquelles

M. Navier conclut la transforma-
tion de l'acide nitreux en végétal
foient de quelque confidération,
nous ne les croyons cependant pas
affez concluantes pour conftituer
une preuve chymique, & nous
croyons que cette opinion a befoin
d'être appuyée de preuves multi-
pliées.

M. Navier s'eft encore appliqué
à rechercher les procédés qui pouvoient donner le fel neigeux mercuriel auffi beau qu'il eft poffible.
Cette partie de fon Mémoire eft
d'autant plus intéreffante, qu'elle
peut être utile en Pharmacie. Elle
conduit d'ailleurs à croire qu'on ne
peut obtenir de fel neigeux que
par le concours de l'acide du vinaigre ; ce qui fembleroit encore appuyer fon opinion de la transforma-
tion de l'acide nitreux en végétal.

M. Navier, toujours jaloux de
faire l'application de fes travaux chymiques à l'art de guérir, donne à la
fuite la compofition de ce qu'il

nomme sel neigeux androgin martio - mercuriel ; c'est une combinaison du mercure & du fer avec l'acide nitreux dulcifié & avec le vinaigre. Il fait voir à cette occasion que le sublimé corrosif uni avec l'esprit-de-vin ne donne pas d'éther, & qu'on ne peut obtenir dans aucun cas de sel neigeux des dissolutions de mercure dans l'acide marin.

Ces expériences conduisent M. Navier à parler d'une méthode qu'il regarde comme propre à purifier le mercure de tous les métaux étrangers auxquels il pourroit être allié. Il se sert à cet effet de l'acide marin dulcifié : cet acide, dans cet état, dissout suivant lui tous les métaux unis au mercure sans attaquer ce dernier. Nous observerons à cet égard qu'il est douteux que ce procédé fût suffisant pour purifier du mercure qui seroit altéré par de l'or, de l'argent, ou même du plomb,

attendu que ces métaux se dissolvent difficilement dans l'acide marin, & que le dernier forme un sel
très peu soluble.

M. Navier a encore essayé de
faire dissoudre du mercure précipité rouge dans l'acide marin dulcifié : au bout de quelques jours,
cette dissolution lui a donné de petits cryftaux soyeux ; mais en la mêlant avec une diffolution acéto-
martiale, il n'a point eu de cryftaux
neigeux. Ce procédé fournit encore, suivant M. Navier, un moyen
d'adoucir la folution du mercure
par l'acide marin, & de la rendre
falutaire au moyen de son union
avec le fer.

M. Navier termine son Mémoire
par un appendice fur les sels neigeux & soyeux mercuriels. Il prétend, d'après des expériences qui
paroiffent très concluantes, & auxquelles il feroit difficile de se refu-
fer fi le réfultat en étoit moins fur-

prenant, que ces sels ne contiennent point de mercure, qu'ils ont pour base une substance terreuse extraite du mercure, & qui fait partie constituante de ce demi-métal. Cette découverte seroit de la plus grande importance si elle étoit suffisamment établie, puisqu'elle fourniroit un moyen de décomposer le mercure ; mais nous ne croyons pas qu'on puisse encore adopter complettement les idées de M. Navier à cet égard, au moins jusqu'à ce que les expériences sur lesquelles il se fonde aient été examinées sous différentes faces. Nous ajouterons d'ailleurs que M. Navier n'ayant opéré que sur de petites doses, il en résulte nécessairement quelque incertitude dans les conséquences. Quoi qu'il en soit, le Mémoire de M. Navier contient une suite extrêmement nombreuse d'expériences très neuves, très bien faites & très intéressantes. Nous croyons qu'il eſt digne de l'approbation de l'Académie, & d'être imprimé dans le volume des Mémoires préſentés à l'Académie par des Savans Etrangers. Fait à l'Académie, le 20 Décembre 1774. *Signé* BOURDELIN, LASSONE & LAVOISIER.

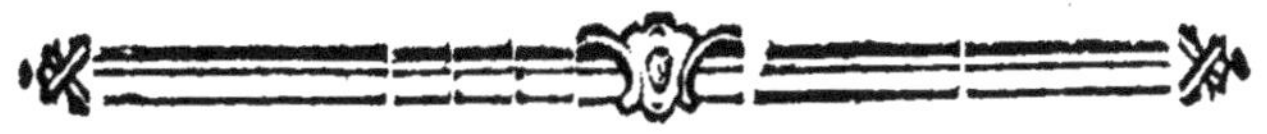

NOUVELLES
OBSERVATIONS

Sur l'Ether provenant de différentes solutions métalliques nitreuses, sur les produits qui en résultent, & sur ceux de la solution du mercure dans les acides nitreux & marins, avec des réflexions sur l'utilité de ces résultats pour la pratique de Médecine.

CHAPITRE PREMIER.

Objet de cette Dissertation.

LES Savans ont accueilli, avec un applaudissement bien flatteur pour moi, la découverte de l'*éther nitreux*, que j'ai communiquée à l'Académie en 1741 ; ils l'ont considérée comme une des découvertes chymiques les plus intéressantes qui ayent été faites dans notre siècle. Ils se sont empressés de la consigner dans tous les ouvrages de Chymie qu'ils ont publié depuis cette époque, & la connoissance s'en est bientôt répandue chez tous les étrangers. On est parti de l'*éther nitreux* pour admettre la possibilité de former des *éthers* avec les autres acides. M. le Comte de Lauragais a publié depuis, sa découverte de l'*éther acéteux*. On doit à M. le Marquis de Courtanvaux la découverte de l'*éther marin*.

J'ai suivi depuis trente ans mon travail sur l'éther nitreux, espérant obtenir, par différentes combinaisons de substances métalliques avec cette liqueur précieuse, de nouveaux secours propres à combattre avec avantage un grand nombre de maladies. On connoît déja par mon Mémoire de 1741, imprimé

parmi ceux de l'Académie, la combinaifon du *mars* avec l'*éther nitreux*. J'ai donné à cette folution
le nom d'*éther nitreux martial*, &
j'ai fait connoître les propriétés
dont jouiffoit cette liqueur. Ce premier fuccès m'a donné lieu de tenter la diffolution d'autres fubftances métalliques dans l'éther nitreux,
fans être arrêté par l'incertitude de
la réuffite, ni par la multitude de
procédés chymiques que ce travail
exigeoit. Je vais faire connoître ceux
qui m'ont procuré les réfultats les
plus utiles & les plus intéreffans, en
commençant par ceux que j'ai tenté
fur l'or , le plus pur de tous les
métaux.

CHAPITRE II.

Ether d'or.

JE ne me suis point proposé de décomposer l'or, ni de le dépouiller de son phlogistique, considérant un tel projet comme illusoire ; mais seulement de le rendre soluble & divisible à l'infini, de manière à ce qu'il pût être appliqué utilement & sans danger à l'économie animale.

Si le fer a de si grandes propriétés pour combattre une infinité de maladies, pourquoi le plus pur des métaux seroit-il dépourvu de vertu ? Il doit avoir sur le fer l'avantage d'agir plus efficacement que lui, en raison de la masse de ses molécules métalliques. On sait combien le mercure opère de bons effets dans le corps humain, par le poids & la divisibilité de ses globules.

L'or le surpasse par son poids & par sa pureté. Ainsi pourquoi ne pourroit-on pas l'employer avec avantage contre différentes maladies ? Il en est beaucoup qui ne cèdent à l'action du fer & du mercure, que parce que ces substances massives étant extrêmement divisées, & roulant dans les liqueurs animales, enlèvent les obstacles qui dérangeoient les fonctions des viscères. On objectera peut-être que le prix de l'or est tel, qu'on ne peut en faire usage pour tous les malades qui en auroient besoin. Mais si l'on considère que de très petites quantités de ce riche métal suffisent pour opérer des effets sûrs, on ne sera plus arrêté par cette difficulté. D'après ces considérations, nous avons commencé notre travail sur la combinaison de l'or avec l'éther.

PREMIER PROCÉDÉ.

On a mis dans un matras demi-once d'efprit de nitre commun, & un gros de fel ammoniac ; on a pofé le vaiffeau fur les cendres chaudes. Tout le fel s'eft fondu quoiqu'avec peine ; on a bouché & retiré le matras, & on l'a expofé en un lieu frais. Le lendemain, il s'eft trouvé dans la liqueur, qui étoit d'un jaune - citron , beaucoup de cryftaux penniformes , compofés d'aiguilles fines adoffées les unes aux autres. Il eft facile de juger que c'étoit un fel ammoniac, mais qui avoit changé de nature, en ce qu'il étoit le produit d'une portion de l'acide nitreux uni à l'alkali vo-latil , duquel il avoit dégagé l'acide marin. Cet acide mis en liberté s'é-tant combiné avec l'efprit de nitre, a formé , avec lui, une eau régale. Mais cette eau régale n'eft pas tel-lement le produit de l'acide marin dégagé de fa bafe alkaline volatile

& uni à l'esprit de nitre, qu'il ne s'y trouve aussi dans cette combinaison liquide, quelque légère partie de vrai sel ammoniac ; car si on y verse un peu d'huile alkaline de tartre, il s'élève du mélange une odeur volatile urineuse, qui y décèle la présence d'un sel ammoniac quelconque.

Si l'on a fait fondre le sel ammoniac dans de l'esprit de nitre fort, il ne s'y forme point de crystaux en plumes, mais des crystaux grainés & un peu rougeâtres. Cette variété de phénomènes doit être attribuée au plus ou au moins de concentration des liqueurs, d'où dépend le développement, la beauté ou l'irrégularité des crystaux en général. Il est encore à remarquer que le sel ammoniac se dissout beaucoup plus facilement dans cet acide nitreux concentré à une chaleur très douce, qu'il ne le fait dans l'esprit de nitre foible. La raison de cette différence se présente naturellement. Le bon efprit de nitre dégage facilement l'acide marin des entraves alkalines du fel ammoniac, & doit, par cette raifon, le réfoudre plus facilement en liquide : tandis que l'efprit de nitre plus foible, quoique plus aqueux, le fond plus difficilement ; parce qu'il a moins de pouvoir pour décompofer ce même fel neutre à bafe volatile.

DEUXIÈME PROCÉDÉ.

APRÈS avoir féparé les cryftaux, on a jetté dans ce liquide fix grains de limaille d'or rouge ; on a expofé le vaiffeau à une chaleur de bain-marie très douce, l'or s'y eft diffous entièrement avec une légère effervefcence, & a dépofé une fécule légère. On a tranfvafé dans un autre flacon de cryftal, cette folution bien claire, & on y a mis autant en mefure de bon efprit-de-vin. Le mélange a paru

s'échauffer un peu ; on a enfuite
porté à la cave le vaiffeau garni
de fon bouchon, & ficelé; on l'a
enfoncé dans du fable jufqu'au bouchon, afin de le tenir plus au frais,
& d'en empêcher la fracture. Le
lendemain, la liqueur étoit claire,
jaune, comme une légère teinture
de fafran ; elle avoit dépofé une efpèce de pouffière & quelques cryftaux grainés, tranfparens & verdâ-
tres. La liqueur avoit déja une foible odeur d'éther ; mais il ne s'en
échappoit encore aucune bulle d'air.
Environ quarante-heures après, il y
avoit à la fuperficie, la hauteur d'une
ligne de bel éther de couleur citrine.
Il s'élevoit alors du fond du vaiffeau des chaînes de bulles d'air,
qui s'échappoient avec fifflement,
pour peu que l'on foulevât le bouchon. Le même jour dans lequel a
paru l'éther, ont difparu les petits
cryftaux grainés. Deux & trois jours
après, il y avoit une bien plus grande quantité d'éther de formée.

Si l'esprit de nitre que l'on a employé est fort, l'éther paroît plutôt. On observe aussi quelquefois qu'il s'y forme des crystaux penniformes en assez grande quantité, qui se précipitent au fond du liquide quelques heures après l'addition de l'esprit-de-vin. Mais tous ces crystaux se fondent à mesure que l'éther se produit. On conçoit facilement pourquoi il s'y forme une crystallisation soit penniforme soit grainée par l'addition de l'esprit-de-vin; mais la cause qui produit la fonte de ces crystaux, à mesure que l'éther se forme, ne se présente pas également à l'esprit. Cependant en réfléchissant sur la formation de l'éther, on saisit la raison de ce phénomène. Car pour que l'éther se produise, il faut que ce qu'il y a de plus concentré dans la liqueur acide & dans l'esprit-de-vin s'unissent ensemble. Alors le liquide auquel l'éther surnage étant devenu plus aqueux, doit fondre les crystaux qui s'étoient formés, soit penniformes soit grainés.

Preuves de la présence de l'or dans l'ether d'or. Nouveau moyen d'appliquer l'or solidement, & à peu de frais sur les métaux, sur le verre & sur la porcelaine.

JE ne pouvois douter que cet éther ne contînt beaucoup d'or, sachant que toutes les huiles éthérées se chargent de l'or & l'attirent à elles, de son dissolvant régal, & que d'ailleurs l'éther a la propriété de s'unir à l'or d'une manière plus intime que les huiles essentielles, comme j'aurai lieu de le faire voir par la suite. L'éther étant séparé de la liqueur, laissoit sur la peau des doigts qui l'avoient touché une tache jaune, qui acquéroit en séchant une couleur d'un violet pourpre foncé ineffaçable. Si l'on met de cet éther sur de l'argent poli, il y laisse, après son évaporation, qui est, comme on

le fait, des plus rapides, une tache
noirâtre. Cette tache devient, peu
de temps après, jaune, puis rouge
& bleue, imitant la couleur variée
appellée gorge de pigeon. La couleur
noire qui se présente d'abord, vient
sûrement de l'acide marin qui est
dans l'éther; car le propre de cet
acide, soit pur, soit dulcifié, est de
noircir l'argent poli, comme nous
aurons encore occasion de le voir.
La tache azurée étant frottée avec
le doigt, laisse voir distinctement sur
l'argent la couleur jaune de l'or.

On a mis de cet éther d'or sur
un morceau de verre bien chaud :
à l'instant il s'est dissipé ; mais il a
laissé sur le verre une espèce de
substance grasse, jaune, en assez
grande quantité. On a passé le verre
sur un feu doux ; après une légère
évaporation, il est resté sur ce verre
une couche d'or ineffaçable en la
frottant avec le doigt, même avec
un morceau de bois, quelque effort
que l'on ait fait pour l'emporter :

l'or

l'or a pris au contraire par ce frottement un plus beau poli. J'ignore la manière dont on applique l'or sur le verre & sur la porcelaine ; mais il est certain que l'éther nitreux fort chargé d'or est un moyen sûr & très facile d'employer ce riche métal dans les arts avec beaucoup d'économie. Cet éther peut se charger de beaucoup d'or, & s'étendre avec la plus grande facilité : après une évaporation rapide, il laisse tout l'or qu'il contient fortement adhérent sur les corps que l'on veut décorer. Cette expérience prouve de plus que l'éther nitreux n'enlève point par son évaporation, ni à froid ni à chaud, l'or qu'il contient, comme on prétend que le fait la liqueur éthérée de Frobénius.

TROISIÈME PROCÉDÉ.

On a versé sur une partie de cet éther d'or deux ou trois parties en mefure de bon efprit-de-vin. Le tout s'eft mêlé intimement, & a formé un liquide bien tranfparent, d'une belle couleur jaune d'or. Si on pofe une goutte de ce mêlange fur du cuivre poli, les couleurs azurées font plus belles que fur l'argent; mais cette tache étant frottée, il n'y refte point de trace jaune comme fur l'argent. Cette même teinture éthérée pofée fur de l'acier poli, y laiffe une tache parfaitement dorée, qui y fubfifte fort long-temps, & l'on incrufte facilement fon nom en lettres d'or fur une lame de couteau, avec cette même liqueur. Ces traces d'or font encore plus apparentes, fi on fe fert de l'éther d'or pur. Le liquide éthéré d'or, ou l'efprit de vin impregné d'éther d'or, dépofe dans l'efpace de huit jours beaucoup de parcelles d'or très fines, qui s'attachent aux parois du vaiffeau & qui le dorent parfaitement. Malgré cette précipitation, le liquide conferve encore

beaucoup d'or, car il colore toujours la peau des doigts d'un beau
rouge. Mais dans l'intervalle de
trois mois, il en dépofe une fi grande quantité, que les parois du vaiffeau en font entièrement garnies
& fi parfaitement dorées, qu'on ne
peut plus voir le liquide à travers.
Alors cette liqueur n'eft plus jaune
& ne teint plus les doigts : elle contient cependant encore un peu d'or,
car elle laiffe fur l'acier poli quelques traces jaunes. Si on étend de
cette liqueur dans deux ou trois fois
autant d'eau de pluie, le mélange
refte clair ; mais fi on y ajoute quelques gouttes d'huile alkaline de tartre, & que l'on agite le vaiffeau, il
s'y fait une petite effervefcence, le
liquide fe trouble un peu & acquiert
une couleur d'un rouge violet foible ; il s'y forme au bout de quelques minutes un dépôt léger, à-peu-
près de la même couleur, tirant
cependant un peu fur le bleu. Le
liquide éthéré, après avoir dépofé la

poudre dorée, qui forme la dorure des parois du vaiſſeau, laiſſe auſſi précipiter une autre poudre d'une ſi grande fineſſe & d'une ſi grande légèreté, qu'elle reſſemble à une fécule; elle ſe diſtingue parfaitement en remuant & en verſant le liquide troublé dans un autre vaiſſeau. Si l'on conſidère alors, avec un bon verre, cette poudre fine agitée dans la liqueur & à contre jour, elle paroît jaune, mais ſi on la regarde au ſoleil, toutes les molécules paroiſſent tranſparentes; il y en a même qui ſont comme des cryſtaux ſoyeux très fins.

QUATRIÈME PROCÉDÉ.

LA liqueur ſpiritueuſe acide, dont j'avois obtenu & retiré l'éther d'or, étoit encore très jaune & teignoit la peau en un rouge cramoiſi que je n'ai pu effacer par les alkalis, ni par les acides, ni même par l'eau régale. Tout ceci prouve qu'après avoir enlevé l'éther d'or , il reste encore beaucoup d'or dans le liquide auquel il surnage. Pour l'en séparer, j'ai mis dans la bouteille qui contenoit ce liquide, de l'huile essentielle de citron. Quelques jours après, l'huile est devenue un peu rouge, elle s'est ensuite épaissie & troublée. Alors, on a vu distinctement dans cette huile , l'or sous sa couleur brillante & en poudre impalpable, cette poudre s'abaissoit d'abord à la partie inférieure de l'huile , & se précipitoit en partie au fond du vaisseau ; l'autre partie s'attachoit aux parois & y formoit une espèce de dorure brillante. Ce phénomène s'est perpétué jusqu'à ce que le liquide ait été totalement dépouillé de son or. La poudre d'or en se précipitant entraînoit avec elle par son poids des globules d'huile, qui remontoient lorsque l'or en étoit séparé ; on accéléroit la séparation par quelques secousses du vaisseau. Lorsque l'huile a soustrait ainsi tout

l'or contenu dans le liquide &
qu'elle en eſt elle même entièrement dépouillée par la précipitation
des parcelles métalliques, elle reprend ſa couleur citrine naturelle,
& paroît avoir acquis un peu plus de
fluidité qu'elle n'en avoit avant ſon
mêlange avec la ſolution d'or éthéré.
Son odeur change auſſi ; elle participe alors de celle de l'éther, quoique
foiblement. Son augmentation de
fluidité eſt vraiſemblablement auſſi
un effet de l'éther. Pendant que l'or
ſe ſépare de la liqueur ſpiritueuſe
acide pour ſe porter ſur l'huile eſſentielle, & qu'il ſe précipite enſuite au
fond du vaiſſeau, il s'élève une quantité de bulles d'air, & ces bulles
d'air croiſent en montant les parcelles d'or qui ſe précipitent. Cette
circonſtance eſt propre à fixer l'attention des curieux.

Si l'huile eſſentielle de citron ſé-
journe long-temps dans la ſolution
éthérée d'or, elle paroît auſſi y acquérir une certaine péſanteur qui

la fait d'abord enfoncer à la fuperficie du liquide en forme de cul-de-
lampe, & gagner enfuite le fond.
Cette péfanteur paroît lui venir de
parties acides qui fe font unies à elle,
& de quelques parcelles d'or. Le
tranfport de l'or de fon diffolvant
régal fur les huiles effentielles eft
connu, mais nous ne voyons pas
que les Auteurs difent rien de cette
péfanteur fpécifique qu'acquiert
l'huile & qui la rend plus péfante
que l'eau, ce qu'il eft cependant utile
de favoir, pour les cas où l'on vou-
droit en faire ufage intérieurement.
Quoique l'éther fe charge auffi d'une
fort grande quantité de parcelles
d'or & d'acide, néanmoins il ne fe
précipite pas, comme le fait l'huile
effentielle; on attribuera cette différence à la grande légèreté du fluide huileux éthéré.

Cinquième Procédé.

Si on ne verfe pas d'huile effentielle dans la folution acidule fpiritueufe, dont on a tiré l'éther d'or, l'or refté dans ce liquide s'en fépare avec le temps, fous la forme de poudre impalpable, qui s'attache aux parois du vaiffeau & y forme une belle dorure. Si l'on filtre le liquide fur lequel a féjourné l'huile effentielle,& que l'on y ajoute du *deliquium* de tartre *ad faturitatem*, il s'y fait une effervefcence affez violente. Le fluide prend une belle couleur verte, & il s'y précipite une fécule légère d'un blanc fale. L'efprit alkali volatil rend cette couleur d'un plus beau verd.Ce liquide filtré par le papier, paffe fort clair, mais il fe trouble au bout de quelques heures. Si on le filtre de nouveau, il laiffe fur les parois du verre & fur le filtre, une fubftance mucilagineufe d'une couleur verte & tenace. J'ai répété trois ou quatre fois ces filtrations, & il est toujours resté les mêmes produits aux parois des vaisseaux & sur les filtres. La liqueur évaporée au soleil, a produit des crystaux cubiques, qui étoient un peu verts & couverts d'une substance grasse de la même couleur. Il a fallu un grand nombre de solutions de ces sels & de crystallisations, pour les dépouiller entièrement de leur couleur verte, qu'ils communiquoient à l'eau à chaque solution. La substance colorante se déposoit sous la forme d'une fécule verte & grasse. Tout cela indique qu'il y avoit eu une portion d'huile essentielle assez considérable qui s'étoit intimement unie & incorporée à la solution acide, & qui y étoit étendue sous une forme savoneuse acide. Il y a lieu de croire aussi, que cette couleur verte est venue en grande partie & peut-être totalement du cuivre qui étoit allié avec l'or rouge que nous avions employé pour l'expérience primitive de l'éther d'or. Mais une aussi petite quantité de cuivre alliée à l'or, n'auroit pû donner une couleur verte aussi étendue & aussi constante, si l'huile essentielle n'avoit contribué à la division des parties cuivreuses, par la facilité avec laquelle toutes les huiles se chargent de la teinture verte de ce métal. On a versé beaucoup d'eau de puits sans autre addition, sur la liqueur encore chargée d'éther d'or, faite avec l'or rouge. Tout le fluide est devenu bleu ; ce qui paroît être un effet de l'alliage du cuivre contenu dans l'or. Mais pourquoi ce mélange est-il bleu , tandis que celui où l'on a versé de l'huile essentielle prend une couleur verte? cette couleur verte viendroit-elle de la légère couleur jaune de l'huile essentielle combinée avec la couleur bleue; car le mélange de ces deux couleurs produit constamment du vert? Je n'entreprends point de décider cette question.

L'huile essentielle de citron , que

j'ai ajouté dans la folution acidule fpiritueufe, dont j'ai tiré l'éther d'or, m'a paru fe dépouiller entièrement de l'or qu'elle avoit d'abord attiré à elle ; par conféquent, en diffolvant cette huile dans l'efprit-de-vin , on n'a point une véritable teinture d'or, mais feulement un efprit de citron, ou un efprit-de-vin chargé de beaucoup d'huile effentielle de ce fruit.

Conféquences relatives à la Médecine pratique.

Il eft démontré, par les différens procédés que je viens de raporter, que l'éther d'or contient véritablement une quantité de ce précieux métal. Cette liqueur eft par conféquent, une teinture d'or éthérée, fufceptible d'être employée avec avantage, comme un puiffant cordial. Elle pénètrera avec la plus grande facilité dans tout le fyftéme nerveux quelle ranimera efficacement. Si l'on craint que l'acide minéral auquel l'or eſt uni ne produiſe une impreſſion trop vive ſur les nerfs, il ſuffit d'obſerver 1°. que l'acide minéral, quoiqu'uni à un métal, a changé de nature & qu'il a acquis la douceur d'un acide végétal. 2°. Que dans cette combinaiſon, la ſolution métallique, déja fort adoucie par la métamorphoſe de ſon diſſolvant, l'eſt encore beaucoup par ſa combinaiſon avec l'*oleum dulce vini*, qui entre dans l'éther & qui eſt par elle même un puiſſant correctif de toutes les irritations. 3°. Que l'or étant le plus pur des métaux, ne porte rien avec lui de vénéneux. Ce riche métal étant ainſi diviſé & adouci, peut donc être appliqué utilement à l'œconomie animale. Il agira dans le ſyſtême des fluides, par ſa grande diviſion & par ſes maſſes infiniment petites, comme atténuant & déſopilatif; il n'eſt pas même beſoin de faire paſſer dans le corps une grande quantité de ce fluide éthéré, vu

l'inconcevable divisibilité de ce pé-
sant métal ; il opérera comme un
léger ftimulant, tant par le poids
de ſes molécules que par ſon union
avec l'ether.

Je ſuis cependant bien éloigné de
croire que ce remède puiſſe toujours
être employé avec fruit ; je penſe,
au contraire, qu'il ne convient pas
toutes les fois que l'on a lieu de
craindre l'irritation.

Si l'on veut avoir une teinture d'or
beaucoup plus chargée de ce métal,
il faut mettre dans le vaiſſeau, lorſqu'il contient encore l'éther d'or,
nageant ſur ſon liquide acide &
ſpiritueux, deux ou trois fois autant
d'eſprit-de-vin ; alors ces différentes
liqueurs étant agitées, ſe mêlent
parfaitement, & ne forment plus
qu'un liquide homogène légèrement
acidule éthéré & qui contient tout
l'or du diſſolvant, ſans en laiſſer
précipiter aucune parcelle. Auſſi
cette teinture eſt - elle d'une très
belle couleur d'or.

Moyen d'employer l'or en Méde-cine, qui ne le cède pas à l'éther d'or, savoir de le rendre soluble dans l'eau par l'hepar sulphuris.

Il est une autre manière d'em-ployer l'or dans les maladies, dont il paroît qu'on n'a point encore fait usage ; c'est lorsque ce métal est mis sous la forme d'*hepar sulphuris* & réduit par cette opération en par-celles imperceptibles, douces & so-lubles dans l'eau. Il est certain que de cette manière, on peut faire rouler l'or dans les liqueurs animales, & en plus grande dose & avec plus de sécurité, que lorsqu'il est combiné avec un acide, si doux qu'on le sup-pose. C'est vraisemblablement par un procédé de ce genre, que Moyse est parvenu à faire prendre en bois-son au peuple Juif le veau d'or ré-duit en poudre : car il n'est pas dit qu'il fût mort un seul de ceux qui avalèrent de ce breuvage : *arripiens-*

*que vitulum quem fecerant, combuſſit,
& contrivit uſque ad pulverem, quem
ſparſit in aquam , & dedit ex eo po-
tum filiis Iſraël* Exode , chapitre
XXXII. v. 20. Le légiſlateur des
Iſraëlites peut avoir réduit d'abord
le veau d'or en limaille ou poudre
d'or, puis avoir fait par la voie sèche,
avec cette poudre, un *hepar ſulphuris* d'or, au moyen duquel ce métal
précieux eſt devenu très ſoluble
dans l'eau. Cette boiſſon devoit être
une punition très grande pour ce
peuple ſenſuel & prévaricateur, car
on ſait que tous les *hepar ſulphuris*,
ſous forme liquide, ſont d'une ſaveur révoltante.

Nous propoſons d'adminiſtrer
l'*hepar* d'or ſous une forme sèche
& en *bolus*, comme nous l'avons
conſeillé pour l'*hepar* mercuriel.

Lorſque l'on connoît parfaitement la nature d'un médicament
nouveau que l'on emploie, & que l'on
eſt pleinement convaincu qu'il ne
peut nuire, il eſt toujours permis à

un Médecin éclairé d'y avoir recours; c'eft fouvent par de nouveaux moyens qu'on obtient des guérifons de maladies opiniâtres & de nature à ne céder à aucun autre remède. J'ai fait voir dans mes Mémoires, préfentés à l'Académie en 1760 & 1764 , les différences effentielles qu'il y avoit entre l'union du mercure avec les acides les plus doux, & l'union du mercure avec l'*hepar fulphuris*. Mes obfervations à cet égard , peuvent être appliquées aux préparations de l'or, foit fous la forme d'*hepar*, foit réduit en liqueur éthérée. Cependant fous cette dernière forme, l'*leum dulce* devient pour la folution de l'or, un correctif dont le mercure eft privé dans les diffolutions acides les plus douces que nous avons indiquées jufqu'ici. On verra cependant inceffamment que le mercure peut auffi être adouci comme l'or par l'*oleum dulce*. Je ne m'étendrai pas davantage fur ces préparations d'or, que j'ai variées d'une infinité de manières, parce qu'elles aboutissent toutes à fournir un or soluble extrêmement divisé.

Examinons quelle forme prendra l'argent, en le soumettant comme l'or, à l'action des mêmes agens.

CHAPITRE III.

Ether d'argent. Nouveau moyen d'argenter le cuivre, & méme d'autres métaux.

J'AI mis dans quatre gros de bonne eau forte, quatre grains d'argent fin, provenant d'un galon d'argent, séparé de la foie par la combustion. La liqueur s'est un peu blanchie d'abord ; probablement à raison d'une légère portion d'acide marin qui étoit dans l'eau forte ; mais la solution n'a pas tardé à devenir transparente, par la puissance de l'acide nitreux dominant. J'ai ajouté à cette solution autant en mesure de bon esprit-de-vin. Le mélange s'est un peu louché. J'ai bouché & ficelé exactement la bouteille, & je l'ai mis à la cave, plongée dans du fable jusqu'au bouchon. Le lendemain, la liqueur avoit une forte odeur d'éther, quoiqu'il n'y en eût point encore de formé. Le surlendemain, il y avoit environ l'épaisseur d'une ligne de bel éther, & toute la liqueur étoit remplie de petits globules d'éther, qui la rendoient un peu louche, comme cela arrive communément dans toutes les préparations d'éther nitreux. Trois ou quatre jours après, il s'y en est trouvé cinq à six lignes, & il ne s'en formoit plus. Il s'est échappé beaucoup d'air en débouchant la bouteille. Toutes les préparations d'éther nitreux font sujettes à des explosions considérables, comme je l'ai déja observé; mais j'ai remarqué, que plus les métaux qu'on y employe font durs, plus les risques de l'explosion font grands, parce qu'ils contiennent plus d'air. Il s'est fait dans une de mes préparations d'éther d'argent, une explosion fi considérable, qu'elle a fait fauter le bouchon au loin. Le jet de l'éther s'est porté dans mes yeux, ce qui m'auroit fait perdre la vue, fi je

n'eusse mis promptement les yeux
sous le robinet d'une fontaine remplie d'eau fraîche. Ce secours qui s'est
trouvé heureusement sous ma main,
a dissipé en moins d'un quart d'heure
la vive irritation que je ressentois
dans les yeux. J'ai cru devoir rapporter cette circonstance, tant pour
faire éviter le danger, que pour indiquer le moyen de remédier à l'accident s'il arrivoit en opérant.

J'ai séparé tout l'éther qui s'étoit
élevé dans le laps de sept à huit jours
au-dessus de la liqueur, lorsqu'elle
m'a paru fort limpide, parce que
cette limpidité est une marque
qu'elle ne doit plus produire d'éther.
Il avoit l'odeur agréable, & toutes
les autres qualités de l'éther nitreux
ordinaire. J'en ai mis sur du cuivre
rouge poli, mais il n'y a point laissé
de trace blanche ; ce qui donnoit
lieu de croire qu'il ne contenoit
point d'argent. Cependant, si l'on
verse un peu d'huile de tartre sur cet

éther, il prend une couleur ambrée,
& lorſqu'on étend le tout dans l'eau
de pluie, il s'y fait un précipité gris
blanc très léger, en forme de fécule, ce qui prouve que cet éther
contient un peu d'argent.

A l'égard de la ſolution d'argent
combinée avec l'eſprit-de-vin qui
avoit produit l'éther, comme elle
contenoit beaucoup plus d'argent,
elle en devoit donner des marques
plus ſenſibles. J'en ai mis ſur du
cuivre rouge poli, elle y a formé
promptement une tache noire, cette
tache étant frottée quelques minutes après, laiſſe ſur le cuivre une couleur blanche ineffaçable; cette ob-
ſervation ne fournit-elle pas un
nouveau moyen d'argenter le cuivre d'une manière plus durable, que
par la ſeule application des feuilles
d'argent ſur ce métal ? car au moyen
de la ſolution, l'argent pénètre juſque dans les pores du cuivre, au
lieu que l'application de l'argent en

feuilles, n'eſt jamais que ſuperfi-
cielle. Si l'on verſe de cette même
ſolution ſur du fer poli, elle le noircit d'abord, mais en frottant la tache, le noir diſparoît & alors le fer
ſe trouve un peu argenté.

Cette ſolution d'argent teint la
peau en brun, & cette tache ſub-
ſiſte juſqu'à ce que l'épiderme qui
en eſt colorée, ſoit tombée ou uſée
par le frottement. Si on laiſſe cette
ſolution d'argent dans une bouteille, après la ſéparation de l'éther,
il s'en élève pendant pluſieurs jours,
quantité de bulles d'air qui occaſion-
nent une exploſion & un ſifflement
en débouchant la bouteille. Cette
même liqueur, repoſée pendant
pluſieurs jours, dépoſe ſur les parois du vaiſſeau, une poudre fine d'un
beau rouge de cinnabre, qui y eſt
fortement adhérente ; enſuite elle
précipite une poudre noire, & enfin
une autre poudre d'un gris de ſouris
& d'une grande fineſſe ; mais ces

poudres n'ont rien de luifant, qui tienne de la couleur éclatante de l'argent ; tandis que l'or foumis à la même épreuve laiffe dépofer une poudre jaune, luifante métallique, qui conferve tout le brillant de ce métal épuré. J'ai réitéré ce même procédé avec dix gros d'eau forte, dans laquelle j'ai fait diffoudre vingt-quatre grains d'argent, tiré d'un galon dont on avoit féparé l'argent de la foie, par la voie de l'ébullition avec les alkalis. J'ai mêlé enfuite cette diffolution avec égale partie en mefure de bon efprit-de-vin ; il en eft réfulté beaucoup d'éther : enfuite, il s'eft précipité du mêlange dans l'efpace d'un mois ou environ, des poudres rouges, brunes & d'un blanc fale. Il n'eft pas facile de décider d'où venoit cette belle couleur rouge dans une des poudres qui s'eft précipitée : nous avons cru néanmoins, devoir raporter cette circonftance curieufe. Malgré les précipitations de ces trois fortes de poudres, la liqueur claire & tranf-parente, étoit encore chargée d'argent; ce qui a paru en en mettant fur du cuivre rouge; car elle l'a argenté, quoique foiblement. Si on verfe fur cette folution fpiritueufe d'argent, du *deliquium* de tartre jufqu'à faturation, il s'y fait une effervefcence très vive, le mélange blanchit, enfuite il jaunit, il brunit, enfin il devient noir. J'ai verfé de l'huile effentielle citron fur de la même folution d'argent, féparée de fon éther; cette huile a attiré à elle une poudre d'un gris blanc, très fine, dont une partie lui reftoit adhérente, tandis que l'autre fe précipitoit.

Quoique l'éther nitreux d'argent paroiffe contenir très peu de ce métal, cependant il peut en recevoir des propriétés utiles en Médecine, fur tout lorfqu'il fera fort étendu dans l'efprit-de-vin. Il eft effentiel de l'étendre

l'étendre dans ce liquide fpiritueux ;
parce que la diffolution d'argent dans
l'acide nitreux, étant plus corrofive
& plus âcre que ne l'eft cet acide
feul, il faut fe précautionner contre
la portion de cette folution nitreufe
d'argent, qui fe trouve incorporée
avec l'éther d'argent, quelque légère
qu'on puiffe la fuppofer.

CHAPITRE IV.

Ether de saturne ou de plomb.

LA dissolution du plomb faite dans l'acide nitreux, & unie à parties égales avec l'esprit-de-vin, fournit aussi un très bel éther : il a un œil jaune, & se forme plus lentement que l'éther nitreux simple. A mesure que cet éther se produit, il se précipite une poudre blanche. Cette poudre est d'une si grande finesse, qu'elle ressemble à une fécule légère : elle se forme à la superficie du mélange des liqueurs sous la couche inférieure de l'éther : chaque parcelle blanche s'y rassemble sous la forme d'une pellicule, qui devenant spécifiquement plus pésante que le liquide auquel elle surnage, se précipite. Quoique cette poudre doive contenir du mercure, puisque MM. Duhamel & Grosse ont prouvé qu'il y en avoit beaucoup dans le plomb , cependant je n'y ai obfervé aucun globule revivifié. Il feroit fuperflu de rapporter ici d'autres phénomènes de peu d'importance , qui fe préfentent pendant la formation de cet éther; n'ayant point eu intention de faire de l'éther de plomb aucune application à la Médecine. J'ai ceffé , en conféquence, mes examens à ce fujet.

M 2

CHAPITRE V.

Ether d'étain.

L'ORDRE de mes recherches exigeoit à-peu-près le même travail sur l'étain, pour savoir s'il résulteroit aussi de l'éther de la solution de ce métal unie à l'esprit-de-vin; mais il falloit tenir une route un peu différente. L'étain, peut être dissous par l'acide vitriolique & par l'eau régale. Le premier de ces dissolvants, ne pouvant contribuer à me procurer de l'éther fait sans feu, j'ai employé le second; l'eau régale a dissous l'étain avec une vive effervescence, en laissant précipiter une poudre saline blanche en assez grande quantité. La dissolution étant finie, j'y ai ajouté autant en mesure de bon esprit-de-vin; j'ai filtré ce liquide, je l'ai mis dans une bouteille que j'ai bouchée, ficelée & plongée dans l'eau fraîche. Au bout de vingt-quatre heures, il a commencé à paroître de l'éther à la superficie du liquide, il étoit déja louche par une multitude de globules d'éther qui s'y étoient formés. Quelques jours après tous ces globules se font élevés à la superficie, & ont augmenté la quantité de l'éther. Le liquide inférieur étoit resté très clair. Pendant que l'éther s'est formé, il s'est précipité un peu de poudre légère en forme de fécule d'un blanc sale. Cette précipitation provenoit, comme je l'ai déja observé, du transport du dissolvant acide de l'étain sur l'esprit-de-vin, qui, en vertu de sa plus grande affinité avec ce spiritueux, abandonnoit la partie métallique, pour s'unir au phlogistique du vin & former avec lui l'éther ; mais ce dépôt étoit beaucoup moins abondant que celui de l'éther de plomb. J'ai séparé l'éther avec précaution ; il avoit la couleur, l'odeur & la volatilité de l'éther nitreux ordinaire. Il en différoit cependant, en ce qu'il contenoit un peu d'acide marin, ainfi que l'éther d'or.

Si on verfe fur cet éther de l'alkali du tartre, étendu dans un peu d'eau de pluie, il s'y fait une effervefcence vive, fuivie d'un dépôt léger, en forme de fécule ; ce qui annonce qu'il n'y avoit que très peu d'étain en folution dans cet éther. Par conféquent, il ne peut y avoir de différence bien fenfible, entre la nature & les effets de cet éther & ceux de l'éther nitreux fimple ; auffi j'ai cru devoir borner à ces feules recherches, mon travail fur l'éther d'étain.

CHAPITRE VI.

Combinaison d'une solution de cuivre dans l'eau forte, avec l'esprit-de-vin, pour obtenir de l'éther de cuivre ; preuves que l'éther qu'on en obtient ne contient point de cuivre.

QUOIQUE le cuivre ne paroisse pas devoir rien promettre d'avantageux pour la santé, en le faisant entrer dans la préparation de l'éther, j'ai cru cependant devoir essayer d'unir sa solution nitreuse avec l'esprit-de-vin, pour savoir quels en seroient les résultats. En conséquence, j'ai fait dissoudre quatre grains de limaille de cuivre rouge dans demi-once d'eau forte. La solution s'en est faite assez promptement & avec activité, j'y ai ajouté ensuite égale quantité en mesure de bon efprit-de-vin : j'ai filtré ce mêlange par le papier,& je l'ai mis dans une bouteille bouchée exactement & placée dans un lieu frais. Le mêlange étoit d'une belle couleur verte. Le lendemain matin, la liqueur avoit déja une odeur éthérée : il s'élevoit du fond quelques bulles d'air ; mais cependant fans qu'il y parût d'éther. Il s'étoit précipité une fécule légère, de couleur de rouille de fer. Environ trente heures après, il y avoit un peu d'éther de formé, & fous cet éther des flocons rouſſâtres fort légers. La liqueur du mêlange étoit un peu moins verte que la veille ; ce qui venoit de la précipitation d'une partie du cuivre diſſous, & non de fon tranſport fur l'éther, comme on va le voir. Il a continué de s'y former encore de l'éther pendant trois ou quatre jours. Cet éther étoit clair & limpide, d'une couleur légèrement ambrée, ne participant en rien de la couleur verte du liquide auquel il furnageoit. Il s'eſt échappé

beaucoup moins d'air en débouchant la bouteille, que de celle où
on avoit fait l'éther d'argent, par la
raison que nous avons rapportée ci-
deffus. J'ai mis un peu de cet éther
fur du fer poli, fans qu'il y ait laiffé
la moindre trace de cuivre. J'ai étendu de cet éther dans de l'efprit-
de-vin, & j'y ai ajouté un peu d'efprit volatil ammoniac, pour voir
s'il prendroit une couleur bleue; mais
le mêlange n'a acquis aucune nuance qui pût faire foupçonner la préfence du cuivre dans cet éther. J'ai regardé comme inutile de porter mes
recherches plus loin fur cet objet.
Cet éther ne contenant point de cuivre, il rentre dans la claffe de l'éther
nitreux fimple. Quand même il en
auroit contenu, ce métal offre trop
de dangers pour être employé intérieurement, fous quelque forme
qu'il puiffe être, ainfi que l'a prouvé
M. Thiery D. M. P., dans fa thèfe,
foutenue aux Ecoles de Paris, le
31 Mars 1767, *an ab omni re ciba-*

riâ vaſa ænea prorsùs ableganda ?
Il n'en eſt pas de même du mercure ;
on ſait combien l'art de guérir en
tire de ſecours. Les recherches que
j'avois déja faites ſur ce demi-métal , ſembloient me promettre de
nouvelles découvertes , en travail-
lant à former de l'éther avec la diſſolution mercurielle nitreuſe & l'eſprit-de-vin ; j'ai procédé avec ſoin &
exactitude dans les combinaiſons.

CHAPITRE VII.

Ether mercuriel.

PREMIER PROCÉDÉ.

J'AI mis dans un grand matras trois parties d'eau forte & une de mercure coulant très pur : j'ai bouché le matras avec du liége , auquel j'ai adapté un tube de baromètre d'environ un pied de longeur : l'ouverture cylindrique de ce tube , étoit d'un petit diamètre. De cette manière, la diſſolution du mercure s'eſt faite ſans aucune perte & ſans aucun riſque. L'ouverture du tube a ſuffi pour laiſſer échapper l'air , en conſervant les vapeurs nitreuſes. La capacité du vaiſſeau & l'élévation du tube, ſont les moyens les plus ſûrs, dans tous les cas, où l'on a des diſſolutions de métaux à faire, ou toute autre diſſolution accompagnée d'un

M 6

développement d'air abondant, & lorsqu'on a intérêt de conserver le liquide. Il faut aussi porter son attention sur la lenteur ou l'activité de la dissolution ; car si elle se faisoit trop rapidement, aucun vaisseau ne pouroit résister au développement trop subit de la grande quantité d'air qui s'échappe, sur-tout des métaux exposés à l'action des acides.

Le mercure ayant été jetté dans l'eau forte, le menstrue est devenu laiteux dans sa totalité, mais à mesure que la dissolution s'est faite, la couleur blanche a disparu, & tout le mercure étant dissous, le liquide a pris une légère teinture verte transparente & sans aucun dépôt. J'y ai ajouté alors, peu à peu, autant en mesure de bon esprit-de-vin, qu'il y avoit de dissolution. Dans l'instant que j'y versois de l'esprit-de-vin, il s'y formoit une ébullition assez vive, & le mélange devenoit un peu blanc. L'effervescence a cessé vers la fin de l'addition de l'esprit-de-vin; le fluide étoit alors clair & tranſparent ; il avoit laiſſé précipiter quelques parcelles blanches, qui paroiſſoient être le produit d'une cryſtalliſation brute. J'ai bouché très exactement la bouteille avec un bouchon de liége, garni d'un tube de thermomètre à vif-argent, dont par conſéquent, l'ouverture étoit capillaire. Ce tube avoit au moins un pied de longueur, j'avois placé à l'extrémité ſupérieure, un fil de fer, garni d'un peu de cire, en forme de tête d'épingle, de manière à ne laiſſer qu'une iſſue preſqu'imperceptible pour l'échappement de l'air. J'ai enſuite coulé de la cire fondue ſur tout le bouchon de liége bien ficelé ; j'ai plongé la bouteille dans de l'eau fraîche juſqu'au bouchon. Sept à huit heures après, il s'eſt trouvé au fond du vaiſſeau de très beaux cryſtaux blancs demi-tranſparents, en longues aiguilles, à peu près comme celles du nitre purifié, mais fort plates. Le lendemain il y avoit beaucoup de poudre grife précipitée, qui fe réuniffoit en globules. Alors la liqueur a contracté une odeur d'éther, qui s'échappoit par l'extrémité capillaire du tube, malgré la fraîcheur de l'eau où étoit plongé le vaiffeau, & malgré l'élévation du tube & la petiteffe de fon ouverture, qui étoit même prefque entièrement remplie par le fil de fer que j'y avois introduit. Cette odeur éthérée a continué de fe faire fentir; auffi n'y a-t-il point paru d'éther à la furface du liquide, dans l'efpace de trois ou quatre jours. Pendant tout ce temps, on voyoit s'élever continuellement une grande quantité de bulles d'air des cryftaux qui étoient au fond. Alors j'ai tranfvafé tout le liquide de deffus les cryftaux & la poudre grife, dans une autre bouteille que j'ai bouchée très exactement, avec la précaution de ficeler le bouchon. J'ai plongé enfuite le vaiffeau jufqu'au col dans l'eau fraîche. Au bout de dix à douze heures, il s'eft trouvé à la superficie du liquide quelques gouttes huileuses d'éther, mais assez grosses & paroissant plus pésantes que l'éther proprement dit. Il s'étoit aussi précipité de nouveau au fond de la bouteille beaucoup de poudre grise très fine, d'où il partoit des bulles d'air, mais en petite quantité.

Si on fait le même procédé sans laisser de tube au bouchon, & que l'on scelle au contraire exactement la bouteille, il résulte du mélange, au bout de trois ou quatre jours, beaucoup d'un très bel éther, d'une couleur un peu ambrée & d'une odeur de citron des plus gracieuse. Il s'y forme aussi beaucoup de crysstaux au fond de la bouteille dès le premier jour, avant même que l'éther paroisse, & ils se couvrent ensuite d'une poudre grise mercurielle.

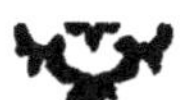

Observations relatives aux phéno-mènes du premier procédé.

On voit, par ce que je viens de dire, qu'il ne se forme point d'éther au-dessus du mêlange de l'esprit-de-vin avec la solution nitro - mercurielle, autant de temps qu'il y a la plus légère communication avec l'air extérieur, parce que l'éther le plus fin, s'échappe en vertu de son inconcevable subtilité, & rien ne peut le retenir. On voit aussi par ce procédé, qu'il s'opère ici deux rap-ports successifs, conformément aux loix des affinités. Le premier est ce-lui de la partie la plus aqueuse de la solution, avec l'esprit-de vin, ce qui favorise la formation des crystaux. L'autre rapport est produit par le transport de la partie acide de l'eau forte sur le phlogistique du liquide spiritueux, pour former l'éther. Peut-être s'y fait-il encore un troisième rapport, par l'union d'une portion de phlogistique au mercure abandonné par son dissolvant ; ce qui produit un précipité de mercure revivifié ; la revivification du mercure pourroit cependant s'expliquer d'une autre manière. Le dissolvant acide abandonne peut-être si exactement le mercure, que ce fluide métallique, qui perd si difficilement son phlogistique, se revivifie sous la forme qui lui est propre, comme il arrive lorsqu'on plonge du fer dans les solutions mercurielles, faites par les acides, soit minéraux, soit végétaux : cette précipitation, considérée sous ce point de vue, présenteroit des phénomènes contraires à ceux des précipités mercuriels ordinaires, faits par le secours des alkali fixes ou volatils ; car ces derniers précipités sont rouges ou blancs, & ne laissent voir aucuns globules de mercure revivifié, parce qu'ils sont toujours sous la puissance d'une portion d'acide qui les a suivi dans la précipitation. Le fer & le

phlogiftique font donc de meilleurs
précipitans que les alkalis, puifqu'ils
font lâcher prife complètement à
l'acide qui tient le mercure en diffolution : je vais faire connoître à ce
fujet une obfervation dont on pourra
tirer avantage.

DEUXIÈME PROCÉDÉ.

Sɪ l'on met du fil de fer dans
un mêlange d'une partie de folution mercurielle nitreufe, peu chargée, & de deux parties d'efprit-de-
vin, l'une & l'autre bien mêlées enfemble; peu de tems après le fer
fe couvre d'une poudre d'un gris
blanc extrêmement fine, qui eft un
mercure revivifié, fans cependant
que fes globules fe réuniffent. Le
liquide qui en même tems a diffous
du fer, prend une couleur rougeâtre; il refte clair, ayant une faveur martiale très forte, fans être
ftiotique, comme la liqueur qui
refte après la formation de l'éther

nitreux martial; parce que le fer n'eft pas dépourvu de fon phlogifti-que dans notre mélange, comme il l'eft dans la liqueur qui a formé l'éther martial. La teinture rouge où a féjourné le fer ne blanchit plus le cuivre ; preuve certaine qu'elle ne contient plus de mercure. Alors, fi on fépare toute cette liqueur par inclinaifon, & que l'on verfe de l'eau fur la poudre qui refte au fond, & que le fil de fer a fait précipiter, elle fe foulève dans l'eau, & retombe fous une forme de fécule grife rouffâtre, extrême-ment légère, où l'on ne peut apper-cevoir diftinctement aucun globule de mercure, même avec le fecours d'un verre d'un pouce de foyer. Cette fécule n'eft cependant com-pofée que de mercure revivifié en des globules d'une fineffe inconce-vable, & enveloppés de particules ferrugineufes. Ces globules fe ma-nifeftent bientôt fenfiblement en formant une couche luifante fur les

parois du verre où la fécule est sé-
chée.

Si l'on incorpore cette fécule encore fraîche dans quelque conserve
ou dans quelque extrait gommeux,
on aura par ce moyen une préparation de fer & de mercure, dans la
plus grande division possible où puissent être réduits & combinés ces
deux minéraux sous une forme sèche, sans être chargés d'acides. Il
est facile de juger dans combien
de circonstances cette combinaison
martio-mercurielle deviendra utile
& précieuse.

Voici une nouvelle preuve de la
puissance du rapport de l'acide nitreux avec le fer. J'ai versé de la
dissolution mercurielle nitreuse, sur
de la solution bien épurée de vitriol
de mars, faite dans de l'eau de pluie.
Ce mélange fait à froid s'est un peu
troublé; mais en le chauffant il s'est
éclairci, & il s'y est précipité une
poudre grise mercurielle, qui, en
séchant, s'est réduite en globules.

Il paroît furprenant que l'acide nitreux abandonne le mercure pour
fe porter fur le fer, lors même que
ce métal eft faturé d'acide vitriolique. Il ne fe fait point ici d'échange,
ni de tranfport de l'acide vitriolique
fur le mercure, pour que cet acide
abandonne le fer à l'acide nitreux ;
car fi cela étoit, il en réfulteroit un
précipité jaune, ou un turbith minéral proprement dit. Ainfi ce phénomène de la décompofition de la
folution nitro – mercurielle, lorfqu'elle eft jointe à celle du vitriol
de mars, prouve l'intimité du rapport des acides minéraux en génér-
ral avec le fer, & de l'acide nitreux
en particulier.

TROISIÈME PROCÉDÉ.

Si, au lieu de mêler enfemble
parties égales d'efprit - de - vin
& de folution nitreufe mercurielle, on met deux ou trois parties
d'efprit - de - vin fur une de folu-

tion, il n'en réfulte aucune goutte d'éther, & ces liqueurs reftent très claires, fans produire de dépôt; mais après avoir expofé le mêlange à une étuve douce pendant dix à douze heures, & l'avoir laiffé repofer à l'air froid, il s'y forme beaucoup de cryftaux en aiguilles très fines, groupées en étoiles, en pinceaux & en houpes, fur-tout dans le mêlange où il y a trois parties d'efprit-de-vin fur une de folution mercurielle : moins il y a eu de mercure dans la folution nitromercurielle, plus les cryftaux font fins. Ces cryftaux étant féparés & lavés avec de l'efprit-de-vin, font très-doux, & font beaucoup moins d'impreffion fur la langue & dans la gorge que les fels neigeux acéteuxmercuriels dont j'ai communiqué différens procédés dans ma première differtation. Ainfi ces cryftaux fpiritueux - mercuriels femblent être une forte de panacée mercurielle nitreufe, faite par voie de cryftallifation, & qui ne contient que la moindre partie poſſible d'acide , celle ſeulement qui eſt néceſſaire pour tenir le mercure ſous une forme cryſtalline. Si on laiſſe repoſer la liqueur pendant pluſieurs mois, le reſte de la ſubſtance mercurielle ſe précipite en forme de poudre griſe , parce que l'acide ayant plus de rapport avec le phlogiſtique qu'avec les ſubſtances métalliques , abandonne le mercure pour ſe joindre à l'eſprit-de-vin. Après cette précipitation , le liquide ne blanchit plus le cuivre.

QUATRIÈME PROCÉDÉ.

SI on veut avoir une liqueur mercurielle éthérée douce & fort chargée de mercure , il faut s'oppoſer à la décompoſition de la ſolution mercurielle , qui ſe fait lorſque l'éther commence à ſe former. Pour cet effet , on débouche avec précaution la bouteille , où eſt le mélange

de solution nitro - mercurielle &
d'esprit-de-vin en égale partie, &
où l'éther commence à paroître. On
y ajoute deux ou trois fois autant
d'esprit-de-vin qu'on y en avoit mis,
on agite le vaisseau ; alors l'éther
formé s'y dissout, ainsi que les crystaux qui étoient déjà précipités ;
leur dissolution se fait plus promptement, si l'on plonge le vaisseau dans
l'eau tiède. Par ce moyen on a une
liqueur spiritueuse éthérée mercurielle d'une odeur agréable, où il
ne se forme plus d'éther ni de crystaux, parce que l'acide nitreux,
quoique devenu végétal pour la plus
grande partie, est cependant en état
de tenir le mercure en solution, au
moins pendant un certain tems.

Cinquième Procédé.

Si on réduit en poudre les crystaux fins précipités dont nous venons de parler, & qu'après les avoir
mis dans un matras, on les expose

à

à un feu de sable très vif, il s'en élève d'abord des vapeurs blanches, & ensuite rouges. La poudre se fond, & après s'être desséchée, elle devient rouge : il se sublime alors au dôme & dans toute la partie intérieure du vaisseau une substance blanche légère, qui paroît affecter une crystallisation arborisée, en forme de feuilles. En poussant le feu, elle devient jaune, ensuite aurore; il s'y élève aussi beaucoup de globules de mercure. Cette expérience prouve que le mercure uni à l'acide nitreux peut se sublimer, sur-tout lorsque cet acide a un peu changé de nature : elle prouve aussi que dans cette circonstance, cet acide n'étoit pas tellement devenu végétal, qu'il n'eût encore conservé beaucoup de sa qualité primitive minérale ; parce qu'il n'avoit pas éprouvé une assez longue digestion avec l'esprit-de-vin, pour contracter parfaitement la nature de l'acide végétal. La substance rouge aurore reſtée dans le vaiſſeau, faiſoit ſur la langue & dans la gorge des impreſſions d'âcreté très marquées, malgré la grande quantité d'acide que le feu en avoit enlevé en vapeurs blanches & rouges. Cependant cette même ſubſtance étant encore ſous la forme cryſtalline, & avant d'avoir été expoſée au feu, ſe trouvoit fort douce au goût ; ainſi cette âcreté n'a pu venir que de la grande concentration du peu d'acide qui eſt reſté dans cette eſpèce de précipité rouge.

SIXIÈME PROCÉDÉ.

L'ÉTHER qui réſulte de nos procédés mercuriels ne blanchit point le cuivre, par conſéquent ne contient point de mercure. J'avois néanmoins deſſein d'aſſocier le mercure à l'éther nitreux ; j'ai ſéparé l'éther, j'y ai mis du précipité rouge mercuriel alkalin, il s'en eſt diſſous conſidérablement avec une légère effervescence, & le surplus du précipité est devenu blanc. L'effervescence finie, j'ai séparé cet éther & j'en ai mis sur du cuivre rouge; il s'est formé peu de temps après sur ce métal une tache d'un gris brunâtre, qui a pris ensuite une couleur verte; on en sent facilement la raison. En frottant cette tache, le brun & le vert se sont enlevés, & il y est resté une tache blanche, qui s'est dissipée en faisant chauffer le cuivre. Cet éther mercuriel produit, dans l'espace de quelques heures, des cristaux en aiguilles courtes, dont quelques-unes font en feuillets un peu jaunes, croquants sous la dent, & ne laissant presqu'aucune impression sur la langue ni dans la gorge. Cette observation annonce beaucoup de douceur dans ces cristaux. Si on les met dans de l'eau de pluie bouillante, ils y deviennent bruns, & ne s'y fondent qu'en partie, car ils y conservent à-peu-près

N 2

leur forme. L'eau dans laquelle on a fait bouillir ces cryſtaux contracte une légère odeur d'éther très agréable, quoiqu'on ait eu la précaution de les laiſſer ſécher à l'air avant de les mettre dans l'eau, ce qui indique que ces cryſtaux ont retenu dans leur formation un peu d'huile éthérée, qui contribue à leur donner de la douceur. L'eau dans laquelle s'eſt fondue une partie des cryſtaux blanchit le cuivre, & laiſſe plus d'âcreté dans la bouche que les cryſtaux même ; ce qui vient de ce que les parties acidules mercurielles ſont alors moins enveloppées de la portion huileuſe de l'éther.

SEPTIÈME PROCÉDÉ.

LORSQUE l'éther mercuriel dont nous venons de parler a formé ſes cryſtaux, il contient encore du mercure en ſolution. Si on l'étend alors dans l'eſprit-de-vin, il s'y mêle de manière qu'il y perd fa forme huileufe, & tout le liquide conferve les parties mercurielles de l'éther très étendues, fans en rien laiffer précipiter, ni fous la forme de globules, ni fous celle de poudre, & encore moins fous celle de cryftaux. Si l'on fait l'addition de l'efprit-de-vin à l'éther mercuriel avant même que cet éther ait laiffé dépofer des cryftaux, il fe divife, fe diffout & s'étend également dans l'efprit-de-vin ; avec cette différence feulement que le liquide éthéré fpiritueux qui réfulte du mêlange contient alors plus de mercure, & qu'il blanchit davantage le cuivre. Il ne laiffe cependant dépofer ni poudre mercurielle, ni cryftaux. Le mercure y eft donc fous une forme foluble fort étendue & fort adoucie : car 1°. l'acide y eft devenu végétal, en tout, ou en grande partie. 2°. Il s'y trouve enveloppé par des portions d'huile éthérée. 3°. Il eft encore émouffé par la grande quantité d'esprit-de-vin qu'on y a ajouté. Ce liquide éthéré mercuriel a encore l'avantage de pouvoir s'étendre à l'infini dans une grande quantité d'eau pure, sans qu'il s'en fasse aucune décomposition, à moins que l'eau que l'on employe pour l'étendre ne soit séléniteuse.

HUITIÈME PROCÉDÉ.

Si l'on étend l'éther dans deux fois autant d'esprit-de-vin, avant d'y mettre du précipité rouge, alors ce précipité s'y dissout beaucoup plus difficilement, & il ne s'y forme point de gros crystaux, comme dans l'éther pur mercuriel, c'est-à-dire, celui où l'on a fait dissoudre de ce précipité rouge alkalin : mais cinq ou six jours après, il se trouve au fond de cette liqueur éthérée mercurielle beaucoup de poudre, dont une partie est pesante & l'autre légère. La poudre pesante est formée d'une infinité de globules mer-

curiels très fins, & l'autre de beaucoup de cryſtaux auſſi très fins &
fort courts. Alors la liqueur ne
blanchit preſque plus le cuivre rouge, & quelques jours après elle ne
le blanchit plus du tout, ce qui
prouve que le mercure en eſt totalement précipité, par la raiſon que
la partie ſpiritueuſe a attiré à elle
tout l'acide qui le tenoit en ſolution, en vertu de la plus grande
analogie de tout acide avec le phlogiſtique, ainſi que nous l'avons obſervé ci-deſſus.

NEUVIÈME PROCÉDÉ.

ON a mis dans un flacon parties
égales en meſure de la diſſolution
nitreuſe mercurielle & de bonne
eau-de-vie d'Orléans. Ce mélange
n'a point produit d'éther; il en a
ſeulement contracté l'odeur. J'ai
cependant fait voir, dans mon Mémoire ſur l'éther nitreux, qu'on en
pouvoit obtenir par le moyen de

l'eau-de-vie unie avec l'acide nitreux; mais il s'eſt formé dans ce
mélange de ſolution nitro-mercu-
rielle & d'eau-de-vie, dans l'eſpace
d'un mois, des cryſtaux en aiguilles
fines, & groupées.

DIXIÈME PROCÉDÉ.

LES cryſtaux qui s'étoient formés dans l'opération de l'éther nitreux mercuriel préſentoient quelque choſe de ſingulier dans leur
forme. J'ai voulu les examiner plus
particulièrement. Pour cet effet,
après avoir ſéparé l'éther & le liquide qui étoient ſur les cryſtaux,
j'ai verſé de l'eſprit - de - vin ſur
ce ſel mercuriel, j'ai plongé le
vaiſſeau au bain-marie bien chaud.
Les cryſtaux ſe ſont fondus en partie dans l'eſprit-de-vin, que j'ai enſuite filtré. En refroidiſſant, il s'eſt
formé dans ce liquide ſpiritueux
une grande quantité de nouveaux
cryſtaux en aiguilles d'une grande

fineffe. Ce qui eft refté au fond dans le vaiffeau ne peut plus fe diffoudre dans l'efprit-de-vin, à moins qu'on n'y ajoute quelques gouttes d'acide nitreux, ou de la liqueur acidule qui eft reftée fous l'éther. Ces mêmes cryftaux fe diffolvent auffi dans l'eau pure, & encore mieux lorfqu'elle eft mêlée avec de l'efprit-de-vin à-peu près en parties égales. Les premiers cryftaux étant fondus dans l'eau feule, il ne s'y forme aucuns cryftaux; mais fi l'on employe pour les fondre un liquide femi-aqueux femi-fpiritueux, il en réfulte des cryftaux en aiguilles, à la vérité beaucoup moins fines que lorfque la folution eft faite dans l'efprit-de-vin feul.

Onzième Procédé.

Si, au lieu de mettre parties égales d'efprit-de-vin & de folution mercurielle nitreufe pour en obtenir l'éther, on met le double ou le triple d'esprit-de-vin, on n'obtient point d'éther, comme je l'ai déjà observé, mais les cryſtaux qui en réſultent ſont beaucoup plus fins que ceux qui viennent des juſtes proportions qui produiſent l'éther nitreux mercuriel. Si l'on fait fondre ces cryſtaux fins dans de l'eſprit-de-vin, les nouveaux cryſtaux qui en proviennent ſont en aiguille encore plus fines, & comme ſoyeux. La ſolution de ces cryſtaux dans l'eſprit-de-vin pur, eſt aſſez douce ſur la langue; elle laiſſe néanmoins un peu d'âcreté dans le goſier, & les cryſtaux font eux-mêmes de pareilles impreſſions ſur les mêmes organes. Cet eſprit-de-vin mercuriel nitreux a l'avantage de pouvoir être conſidérablement étendu dans de l'eau de pluie ſans preſque la blanchir, au lieu que les cryſtaux ſéparés étant fondus dans de l'eau ſeule, produiſent une ſolution très louche & blanchâtre. Il faut en conclure que ſi l'on vouloit employer ces folutions pour l'ufage intérieur, la folution fpiritueufe mériteroit la préférence. Les cryftaux fins & foyeux que l'on retire de la folution fpiritueufe étant auffi fort doux, il femble qu'on pourroit également les employer aux ufages intérieurs. Cependant comme ils fe fondent difficilement dans l'eau, fi on les donnoit en fubftance, ils porteroient trop d'action fur les organes primitifs des premières voies, & cette action feroit inégale. D'ailleurs ils ne s'y fonderoient que peu ou point, & il en pafferoit ainfi fort peu dans les fecondes voies. Les vues du Médecin feroient par conféquent fruftrées en partie, s'il ordonnoit cette efpèce de fel mercuriel dans l'intention de le faire opérer fur toute la maffe des humeurs.

Conséquences que l'on doit tirer des procédés ci-dessus exposés.

Tous ces cryſtaux doivent rentrer dans la claſſe du ſel neigeux mercuriel, provenant de l'acide du vinaigre impregné du mercure précipité rouge alkalin dont on connoît actuellement les procédés. Car il faut obſerver, comme nous l'avons déjà remarqué pluſieurs fois, que dans la formation de l'éther, l'acide nitreux change de nature, & devient végétal; ainſi il n'eſt pas étonnant que les cryſtaux ſoyeux dont nous venons de parler, ſoient réellement fort doux; peut-être même le ſont-ils plus que ceux qui ont é-é faits avec le vinaigre diſtillé. Le Chapitre ſuivant ſemble le prouver.

CHAPITRE VIII.

*Acide nitreux converti en acide vé-
gétal par l'esprit-de-vin.*

POUR bien métamorphofer l'acide
nitreux en acide végétal, on a mis
dans une cornue de verre une partie
d'efprit de nitre foible, & le double en mefure de bon-efprit-de-vin;
on a bouché le vaiffeau exactement.
Au bout de quatre jours on l'a dé-
bouché & pofé fur le bain de fable;
on y a adapté un récipient, & on a
donné un feu fuffifant pour faire
bouillir doucement le liquide. Le
plus fpiritueux étant diftillé, on a
ceffé le feu, & laiffé refroidir les
vaiffeaux. On a verfé féparément
dans deux flacons, la liqueur diftillée, & la liqueur non diftillée. Le
liquide diftillé avoit une odeur vive,
légèrement éthérée, fort agréable
& d'une faveur fpiritueufe, accom-

pagnée d'un certain piquant gra-
cieux ; ce piquant ne préfentoit
rien d'acide , quoique la liqueur
en contient réellement comme on
le verra bientôt. Le liquide non
diftillé dont la quantité étoit un peu
moindre que celle du liquide diftillé, étoit auffi moins fpiritueufe
& d'une faveur acidule affez marquée, mais végétale, & cette faveur
ne paroiffoit tenir en rien de la faveur de l'acide nitreux , l'odeur en
participoit cependant encore légèrement. Il fuit de cet examen que l'efprit de nitre par fa combinaifon intime avec le double en mefure d'efprit-de-vin, perd prefque totalement
fa qualité d'acide minéral, pour devenir acide végétal; ce qui a lieu,
tant pour la portion qui eft diftillée,
que pour celle qui eft reftée dans la
cornue.

L'efprit de nitre ainfi dulcifié,
doit être regardé comme un remède très doux, & que l'on peut
ordonner à des dofes affez fortes,

dans des maladies où l'on craint l'alkalefcence ou la putridité; obfervant néanmoins d'étendre cet efprit acidule dans l'eau , ou dans quelqu'autre liquide approprié.

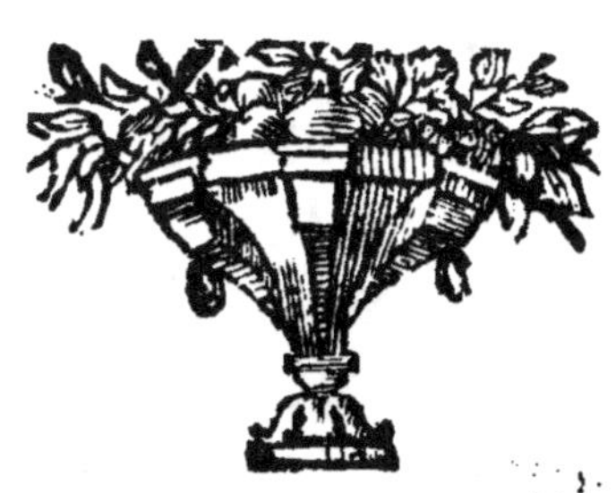

CHAPITRE IX.

Des sels soyeux nitreux mercuriels.

PREMIER PROCÉDÉ.

J'AI mis dans un matras à col fort long, quelques grains de mercure précipité rouge alkalin, avec un gros de l'esprit de nitre dulcifié distillé; j'ai fait bouillir ce mélange sur un feu très doux, pendant un quart d'heure. La poudre du précipité est devenue grise. J'ai ensuite filtré la liqueur; elle blanchissoit le cuivre, mais beaucoup moins que ne le fait la solution du même précipité dans le vinaigre distillé; d'où il résulte que cet acide nitreux est plus doux ou moins acide que celui du vinaigre distillé. La liqueur filtrée a paru se troubler un peu en refroidissant. Le lendemain il y avoit au fond du vaisseau une fécule d'un gris-blanc extrêmement fine & légère ; cette fécule étant agitée dans la liqueur, & confidérée à la lumière du foleil ou d'une chandelle, paroiffoit compofée de petits cryftaux fins, luifans & foyeux, que l'on diftinguoit facilement en faifant tourner le liquide. Deux jours après, le fluide qui furnageoit la fécule faline foyeufe, ne blanchiffoit plus le cuivre ; cette fécule en avoit par conféquent enlevé tout le mercure par une forte de cryftallifation fingulière ; l'acide nitreux dulcifié diftillé eft donc plus doux que celui du vinaigre diftillé, comme nous venons de l'obferver ; puifque ce dernier acide bouilli avec le même précipité, le diffout plus promptement, en plus grande quantité, & qu'il en refte toujours impregné fortement, même après la cryftallifation neigeufe que forme cette folution.

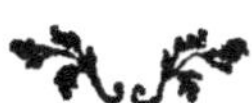

DEUXIÈME PROCÉDÉ.

L'ESPRIT de nitre dulcifié resté dans la cornue après la distillation, agit avec un peu plus d'activité sur le même précipité mercuriel, & produit à peu près les mêmes crystaux soyeux, mais il ne réduit pas le précipité en poudre grise comme le fait celui qui est distillé. Cette différence paroît venir de ce que le précipité mercuriel trouvant plus de phlogistique dans l'esprit de nitre distillé, que dans celui qui ne l'a pas été, la révivification est plus favorisée avec le premier qu'avec le second, toujours en vertu du rapport de l'acide avec le phlogistique.

TROISIÈME PROCÉDÉ.

LE mercure précipité rouge acide se dissout aussi dans l'esprit de nitre dulcifié distillé, & dans celui qui est resté dans la cornue, avec cette différence que ce précipité se réduit dans l'efprit dulcifié diftillé, en poudre grife fi fine qu'une partie s'élève avec le liquide en bouillant, & fe fublime au haut du vaiffeau. Alors cette folution filtrée blanchit légèrement le cuivre, & dépofe un peu de poudre qui ne paroît pas foyeufe. Le même précipité bouilli avec le liquide acidule refté dans la cornue, s'y blanchit en partie. Le liquide étant filtré blanchit un peu le cuivre; & il dépofe, en vingt-quatre heures, une grande quantité de cryftaux en aiguilles très fines, groupées en forme de pinceaux, fi légers qu'ils fe tiennent fufpendus dans le liquide, & fe dépofent avec peine en forme de fécule.

QUATRIÈME PROCÉDÉ.

LES cryftaux foyeux, précipités & féparés des liquides qui les ont formés, fe fondent difficilement, & pas même totalement dans l'eau bouillante. Le liquide qui refte après la formation & la précipitation des cryſtaux ſoyeux, n'eſt plus mercuriel; il ſe trouve preſque auſſi acidule au goût qu'il l'étoit avant qu'il eût diſſous les précipités mercuriels; il eſt en état d'en diſſoudre de nouveau, quoiqu'en petite quantité, parce que malgré la précipitation des cryſtaux ſoyeux, il contient encore une ſubſtance particulière qu'il tient du mercure, & que l'on en précipite par le *deliquium* du tartre. Nous aurons occaſion de revoir *cette ſubſtance particulière*, qui mérite d'être conſidérée.

Cinquième Procédé.

Quoique les cryſtaux ſoyeux dont nous venons de parler ſe ſoient trouvés pour la plupart très-beaux, fort doux, & d'une grande légèreté, on peut cependant en obtenir qui leur ſoient ſupérieurs à bien des égards, par les procédés ſuivans.

Les cryſtaux mercuriels qui résultent du procédé de l'éther nitreux mercuriel, forment des cryſtaux ſoyeux lorſqu'on les fait fondre dans l'eſprit-de-vin, comme je l'ai déjà obſervé, parce que l'acide nitreux dont ils ſont ſaturés prend un caractère d'acide végétal. J'ai préſumé que ſi on faiſoit fondre de pareils cryſtaux dans le vinaigre diſtillé, ils produiroient un phénomène à-peu-près ſemblable. J'ai fait, en conſéquence, bouillir dans du vinaigre diſtillé des cryſtaux mercuriels ſimples. La liqueur étant filtrée, a fourni un ſel mercuriel neigeux de la plus grande beauté, auſſi fin, auſſi léger & auſſi luiſant que ceux que l'on obtient avec le même acide végétal ſeul & le mercure précipité rouge alkalin, avec cette différence ſeulement que lè ſel neigeux fait avec le précipité eſt jaune, & que celui qui provient des cryſtaux eſt d'une grande blancheur.

SIXIÈME PROCÉDÉ.

Sɪ, pour former du pareil sel neigeux, on se sert de cryſtaux mercuriels nitreux, provenans de la ſolution mercurielle nitreuſe concentrée qui n'a point été unie à de l'eſprit-de-vin, & qu'on les faſſe bouillir avec du vinaigre diſtillé, il en réſulte des cryſtaux neigeux auſſi beaux que ceux que l'on obtient avec les cryſtaux provenant de l'éther mercuriel. J'ai obſervé de plus, que les cryſtaux mercuriels nitreux laiſſent après leur première ébullition, dans le vinaigre diſtillé, une poudre blanche jaunâtre, qui, étant bouillie de nouveau avec du vinaigre diſtillé, fournit encore des cryſtaux neigeux, mais beaucoup plus fins & plus légers que ceux de la première ébullition. Leur légèreté eſt ſi grande, qu'à peine peuvent-ils ſe précipiter. Une autre circonſtance qu'il paroît également important d'obſerver, eſt que cette ſeconde ſolution blanchit beaucoup moins le cuivre rouge que la première, quoiqu'elle contienne encore beaucoup de ſubſtance neigeuſe. Tout cela m'a paru mériter beaucoup d'attention ; car y auroit-il dans le mercure une ſubſtance particulière diſtinguée de la partie globuleuſe, propre à former le ſel neigeux ? ou bien ce phénomène viendroit-il de la décompoſition du mercure ? Je rendrai compte, à la fin de ce Mémoire, de quelques obſervations que j'ai faites à ce ſujet.

SEPTIÈME PROCÉDÉ.

Si l'on met des cryſtaux mercuriels nitreux dans un mélange de parties égales de vinaigre diſtillé & d'eſprit-de-vin, ils s'y fondent facilement par une légère ébullition au bain-Marie ; & cette liqueur filtrée produit des cryſtaux neigeux beaucoup plus fins que ceux des procédés ci-deſſus, où il n'eſt point entré d'eſprit-de-vin.

Voici encore quelques autres manières d'obtenir du ſel mercuriel neigeux très fin, & de la plus grande beauté.

HUITIÈME PROCÉDÉ.

1°. Mettez dans une bouteille une quantité donnée de ſolution de mercure précipité rouge alkalin, faite dans le vinaigre diſtillé : ajoutez-y autant en meſure de bon eſprit-de-vin : agitez le tout fortement : laiſſez repoſer pendant vingt-quatre heures le vaiſſeau bien bouché. Après ce tems révolu, il ſe trouve au fond de la liqueur une fécule d'une ſi grande légèreté, qu'étant agitée elle reſte près d'une heure ſuſpendue dans le liquide. Cette fécule eſt compoſée de cryſtaux ſoyeux ſi fins, qu'on ne peut les diſtinguer facilement, qu'en faiſant

tourner

tourner la liqueur, & en l'obfervant au foleil ou au-deffus d'une lumière artificielle quelconque.

NEUVIÈME PROCÉDÉ.

2°. METTEZ dans un petit matras à col fort long douze à quinze grains de mercure précipité rouge acide & une once de vinaigre diftillé : pofez le vaiffeau au bain de fable, à une chaleur fuffifante pour faire bouillir le liquide pendant environ une heure. Le précipité perd infenfiblement fa couleur rouge, diminue de volume, & fe diffout prefque entièrement : il ne refte au fond du vaiffeau qu'un peu de poudre grife mercurielle : alors il faut filtrer la liqueur bouillante à travers le papier, & la recevoir dans une bouteille échauffée, pour entretenir la liqueur chaude, afin que la cryftallifation fe faffe lentement & fans précipitation. Pendant que la liqueur fe refroidit, on voit s'y for-

Tome II.   O

mer une grande quantité de cryftaux neigeux blancs, légers, bril-
lants & éclatants; ils font plats, &
fe groupent en forme fphérique &
demi - fphérique; ce qui eft une
particularité très remarquable. La
liqueur blanchit promptement le
cuivre. Ces cryftaux font beaucoup plus fins que ceux que produit le mercure précipité rouge alkalin diffous par le même acide.

DIXIÈME PROCÉDÉ.

3°. Si l'on fait diffoudre du mercure précipité rouge acide dans une
égale quantité en mefure de vinaigre diftillé & d'efprit-de-vin, on a
également de beaux cryftaux neigeux; mais ils font encore plus
fins & plus légers lorfqu'on n'a employé que du vinaigre diftillé.

Conséquences que l'on doit tirer de tous ces procédés.

Il résulte de ces différentes expériences, que lorsque le mercure est uni à l'acide nitreux sous une forme saline, soit en cryſtaux, soit en maſſe, & qu'on l'unit ensuite à l'acide du vinaigre diſtillé, il en résulte un sel neigeux ou soyeux. J'ai fait voir que le mercure prend à-peu-près la même forme, lorsqu'il eſt combiné avec l'acide vitriolique, l'acide du vinaigre & le fer. Mais l'acide marin ne paroît pas favoriſer également la formation d'un pareil sel; car ayant fait diſſoudre de la panacée mercurielle & de *l'aquila alba* dans du vinaigre diſtillé, ces solutions n'ont produit aucun sel neigeux ni soyeux. J'obſerverai de plus à ce sujet, qu'il se diſſout très peu de ces deux préparations mercurielles dans le vinaigre diſtillé, même par une forte ébullition. On

en peut tirer cette conséquence
utile pour la pratique de la Médecine, savoir, que les préparations
de panacée & de mercure doux,
prises intérieurement, ne peuvent
passer dans le sang qu'en très petite quantité, & qu'autant qu'elles
rencontrent dans les premières voies
un suc acide ou ammoniacal. Nous
verrons encore dans d'autres recherches, que le mercure uni à
l'acide marin par la dissolution, &
combiné avec l'acide du vinaigre,
ne donne point de sel neigeux, mais
que par le moyen de l'acide marin
on obtient du mercure une substance saline singulière & très douce.

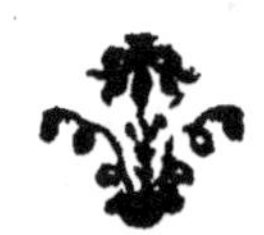

CHAPITRE X.

Des fels neigeux martio-mercuriels.

JE n'avois point perdu de vue la découverte du fel martio-mercuriel neigeux, qui a fait un des objets du Mémoire que j'ai lu à l'Académie en Août 1764. Ce fel androgin eft formé, comme on l'a vu, par l'union de la folution mercurielle vitriolique avec la folution acéto-martiale. Mais le fel neigeux qui réfulte de cette combinaifon conferve beaucoup de parties acides fort actives; j'ai penfé que fi l'on pouvoit obtenir un pareil fel par l'union de la folution éthérée mercurielle avec une folution martiale acéteufe, ce fel feroit incomparablement plus doux que le fel neigeux vitriolique, où cet acide y eft concentré en quelque forte dans le mercure, fans autre correctif que fa combinaiſon avec le mars. Le ſel androgin que nous avons en vue ne doit au contraire contenir qu'un acide nitreux rendu végétal , & adouci par ſon union intime , non-ſeulement avec l'eſprit-de-vin , mais auſſi avec l'*oleum dulce vini* , qui ſe trouve dans l'éther. J'ai mis dans une petite bouteille de la ſolution mercurielle éthérée , dont l'éther ſurnageant avoit été enlevé , avec autant en meſure de ſolution martiale , faite avec le vinaigre blanc ſaturé de belle limaille de fer : j'ai plongé enſuite le vaiſſeau au bain-marie , juſqu'à ce que l'eau fût preſque bouillante. Il s'eſt formé dans le mélange , ſur-tout par le refroidiſſement , des petits cryſtaux extrêmement légers , plats & brillans , d'une couleur rouillée rougeâtre. Comme il n'y en avoit qu'une petite quantité , j'ai préſumé que cela venoit de ce que la ſolution mercurielle éthérée n'étoit pas aſſez chargée de mercure ; parce que , comme je l'ai déjà obfervé, il fe précipite beaucoup de mercure de cette folution, fous une forme globuleufe & cryftalline, pendant la formation de l'éther.

PREMIER PROCÉDÉ.

POUR avoir une folution mercurielle éthérée, auffi chargée de mercure qu'il fût poffible, j'ai fait de l'éther nitreux avec égales parties en mefure d'eau-forte & de bon efprit de-vin. Au bout de quelques jours, l'éther étant formé, j'ai enlevé avec précaution le bouchon de la bouteille, & j'y ai ajouté autant d'efprit-de-vin que j'en avois employé pour faire le mélange deftiné à former l'éther. En verfant cet efprit-de-vin dans le vaiffeau, il s'y eft fait un violent développement de bulles d'air, fur-tout en agitant le mélange. J'ai encore ajouté une feconde quantité d'efprit-de-vin, égale à la première;

pendant cette seconde addition, la liqueur est restée tranquille, même en l'agitant. C'étoit alors une liqueur acidule éthérée, très odorante & fort douce.

DEUXIÈME PROCÉDÉ.

J'AI mis dans cette liqueur du mercure précipité rouge alkalin; il s'y en est dissous une fort grande quantité à froid, & encore plus à la chaleur du bain-marie, avec une effervescence assez vive. Quoique cette solution fût fort chargée de mercure, elle n'a cependant déposé aucuns crystaux. Après la saturation, j'ai été obligé de filtrer le liquide par le papier, parce qu'il s'y étoit formé une fécule blanche fort abondante, & si ténue qu'il en passoit même une partie à travers le filtre.

La grande quantité de mercure précipité rouge alkalin que dissout cette liqueur acidule éthérée, &

la forte effervefcence qui s'y paffe,
annoncent que l'acide nitreux, quoique fort adouci par l'opération de
l'éther, n'y eft cependant pas auffi
doux que l'eft le vinaigre diftillé,
& moins encore que l'efprit de
nitre dulcifié diftillé ; puifque ces
deux derniers acides diffolvent beaucoup plus difficilement le mercure
précipité rouge, fur-tout le dernier. Ces deux acides, après avoir
diffous le précipiré rouge alkalin,
le laiffent précipiter en cryftaux,
ce que ne fait pas la liqueur acidule éthérée récente. Je dis récente, car fi elle étoit ancienne, ou
qu'elle eût été cohobée, elle prendroit une qualité plus douce. Cependant, comme j'étois perfuadé
que cette liqueur faturée de mercure contenoit la matière des cryftaux, j'ai voulu l'unir à la folution
martiale-acéteufe.

TROISIÈME PROCÉDÉ.

J'AI mis dans une portion de cette solution spirituo-nitreuse mercurielle autant en mesure de solution martiale-acéteuse, & j'ai plongé le vaisseau pendant quelques minutes au bain-marie bien chaud. Le vaisseau étant retiré du feu, il s'est formé dans le liquide, par le refroidissement, des petits crystaux plats, brillans & rougeâtres, mais en petite quantité. J'ai réitéré le même procédé, en mettant le double de solution acéto-martiale; j'ai eu par ce moyen plus de crystaux, quoique de la même nature. Comme la solution martiale étoit extrêmement rouge, parce qu'elle étoit fort chargée de mars, & faite avec le vinaigre, (ce qui contribuoit à rendre jaune le sel neigeux qui résultoit de son union avec la solution spiritueuse mercurielle) j'ai ajouté à cette teinture martiale-

acéteuſe quelques gouttes d'eſprit-
de-vitriol foible; elle eſt devenue
moins rouge & plus limpide. J'ai
fait enſuite un mêlange de cette
teinture martiale-acéteuſe avec partie égale de ſolution mercurielle
acidule éthérée; j ai plongé le vaiſſeau pendant quelques minutes dans
l'eau chaude : il s'y eſt formé une
grande quantité de cryſtaux plats
& luiſans plus nombreux , plus
blancs & plus légers que ceux des
liqueurs où il n'étoit point entré
d'eſprit-de-vitriol.

Voilà donc un ſel androgin martio-mercuriel nitreux, peu différent du ſel androgin martio-mercuriel vitriolique que j'ai obtenu
par l'union de la ſolution mercurielle vitriolique avec la diſſolution
de mars acéteuſe, & dont les procédés ſont détaillés dans la diſſerta-
tion précédente. On doit obſerver
cependant, que le ſel neigeux nitreux mercuriel eſt beaucoup plus

doux que celui qui eſt de nature
vitriolique. J'ai fait voir ci-deſſus les
raiſons de cette différence eſſentielle. J'ai encore remarqué ce caractère diſtinctif entre ces ſels neigeux mercuriels, que celui dont le
mercure eſt uni à l'acide nitreux
ſe fond plus facilement dans l'eau
chaude, que le ſel neigeux dans lequel le mercure eſt joint à l'acide
vitriolique.

QUATRIÈME PROCÉDÉ.

J'AI mis deux gros du ſel neigeux nitreux-mercuriel dans cinq à
ſix onces d'eau bouillante; ces cryſtaux s'y ſont fondus promptement
& totalement. Il en eſt réſulté beaucoup de fécule légère, de couleur
de rouille. Le liquide filtré par le
papier étoit clair & limpide, n'ayant
plus aucune teinture de rouille.
Il s'eſt formé dans cette liqueur

filtrée, lorfqu'elle s'eft refroidie, un hypoftafe femblable à un duvet blanc, très fin & très léger. Si l'on agite ce duvet, il fe répand & fe divife à l'infini dans le liquide. En confidérant alors ce liquide au foleil avec un bon verre, on reconnoît diftinctement que chaque parcelle du duvet eft cryftalline. Cette multitude de cryftaux, infiniment petits, fe tiennent fufpendus dans la liqueur pendant plufieurs heures, & enfin fe précipitent de nouveau en forme de duvet, qui recouvre tout le fond du vaiffeau Cette eau, après avoir dépofé fon duvet cryf-tallin eft encore remplie d'une gran-de quantité de parcelles très fines & cryftallines. J'ai mis évaporer à fic-cité au bain-marie bien chaud, une partie de cette eau qui avoit dépofé fon duvet, il eft refté au fond du vafe une matière fous la forme de cryftaux plats neigeux, qui étant vus au foleil, paroiffoient dorés d'un beau jaune éclatant. Comme le duvet que le liquide avoit dépofé dans les premiers jours étoit en petite quantité, je préfumois que le liquide contiendroit encore quelque fubftance mercurielle; j'en ai mis fur du cuivre rouge, il y a laiffé au bout de quelques heures, une tache qui blanchiffoit un peu en la frottant.

CINQUIÈME PROCÉDÉ.

LORSQU'ON a fait fondre dans l'eau chaude les cryftaux martio-mercuriels nitreux dont je viens de parler, le marc qui refte fur le filtre contient encore un peu de fubftance mercurielle qui blanchit légèrement le cuivre, en le frottant fur ce métal.

Si au lieu de faire fondre ces mêmes cryftaux dans une grande quantité d'eau, on fe contente de les mettre dans un peu d'eau chaude, ils s'y fondent également; mais le liquide produit moins de fécule & paffe fort coloré. Alors, en fe refroidiſſant, il ſe trouble & dépoſe une ſubſtance cryſtalline fine & en plus grande quantité que n'eſt le duvet dont nous venons de parler.

SIXIÈME PROCÉDÉ.

SI l'on ſe contente de mêler peu de teinture martiale acéteuſe, comme une douzième partie, avec de la ſolution ſpirituo-mercurielle, que l'on plonge enſuite le vaiſſeau dans l'eau chaude, il s'y forme ſeulement une fécule un peu rouillée. Si on n'expoſe pas le vaiſſeau à la chaleur de l'eau, il en réſulte auſſi une fécule, mais plus lente à ſe former & plus blanche. L'une & l'autre vues au ſoleil avec le ſecours d'un verre convexe, paroiſſent compoſées d'une infinité de parcelles luiſantes, que l'on diſtingue ſur-tout à la ſuperficie du liquide, principalement de celui qui n'a point été plongé au bain-marie & dont la fécule eſt plus légère & plus fine.

La folution du fer dans l'acide nitreux, unie avec de la folution nitro - fpiritueufe mercurielle, n'a donné aucun fel ni à froid ni à chaud, quelque précaution que j'aye prife; il s'en eft précipité feulement beaucoup de fécule brute de couleur de rouille. Ceci confirme que pour obtenir un fel neigeux martial mercuriel nitreux, il faut le fecours de l'acide du vinaigre, ou au moins d'un acide minéral tellement adouci, qu'il approche de l'acide végétal, tel que l'efprit-de-nitre parfaitement dulcifié par les cohobations, ou par la diftillation, ou par la préparation de l'éther.

SEPTIÈME PROCÉDÉ.

LA diffolution martiale que j'ai employée, pour former le fel neigeux martio - mercuriel nitreux, ayant été faite avec du vinaigre blanc, eft devenue fort rouge, comme je l'ai fait obferver, deforte que l'on ne pouvoit voir qu'imparfaitement les phénomènes qui se font passés dans les procédés où elle est entrée. Pour y obvier, j'ai fait la même solution avec du vinaigre distillé & de la limaille de fer non rouillée & bien pure. Cette solution récente étoit très claire, blanche & sans aucune nuance de rouge. J'ai mis une partie de cette solution martiale bien chargée, avec le double en mesure de la solution spirituo-nitreuse mercurielle, faite avec le précipité rouge alkalin (c'est toujours de celle-ci que nous entendons parler dans la préparation des sels androgins martio-mercuriels nitreux); le mélange s'est blanchi sur le champ, & il s'en est précipité une substance saline blanche, composée de petits crystaux : quelque temps après, elle est devenue grise, parce qu'il s'y est aussi déposé une poudre mercurielle.

Huitième Procédé.

Si on met égales parties des deux solutions métalliques, il s'y forme encore plus de partie saline blanche qui paroît brute ; mais si on y ajoute à-peu-près autant d'eau froide qu'il y a de liquide, alors, tout ce qui est cryftallifé, fe fond & reparoit fous la forme d'un fel neigeux très fin, en cryftaux foyeux & éclatans, que l'on voit diftinctement en examinant le liquide au foleil & en le faifant rourner. Mais fi l'on plonge le vaiffeau dans l'eau chaude, ou qu'on l'étende dans une plus grande quantité d'eau, le fel neigeux ou foyeux fe fond pour ne plus reparoître, même en laiffant refroidir le liquide. Il s'y précipite feulement alors, au lieu de cryftaux, une fécule fort légère, grife, un peu rouillée & en petite quantité. Le liquide étant filtré, acquiert une faveur martiale très forte, mais nullement mercu-

rielle, quoiqu'il contienne réellement du mercure. Ce liquide devient aussi d'une très belle couleur
rouge en versant dessus un peu de
poudre de noix de galle.

La solution martiale acéteuse,
faite avec le vinaigre distillé, qui
est blanche & claire lorsqu'elle est
nouvelle, devient fort rouge au bout
d'environ quinze jours; ensorte que
pour réussir à avoir des crystaux
blancs, il faut employer cette teinture récente.

Conséquences relatives à la pratique de Médecine, que l'on doit tirer des procédés ci-dessus.

LE résultat de ces dernières recherches sur la teinture martiale faite
avec le vinaigre distillé, combinée
avec la dissolution spirituo-nitreuse
mercurielle, anonce que l'on peut
obtenir par ce moyen des combinaisons androgines martiales & mercurielles extrêmement douces, dont

les propriétés réunies conftituent un remède apéritif & défobftruant très efficace contre les maladies de **la** lymphe : ce remède pouvant être donné fous forme foluble, la divifion en fera telle qu'on la jugera néceffaire. Si l'on met, deux ou trois gros de cette dernière folution mixte dans une pinte d'eau édulcorée avec un peu de régliffe, & que l'on en donne fix onces par jour en deux prifes, une le matin & l'autre le foir, ce remède opère de bons effets dans les maladies fcrophuleufes, dans les épaiffiffemens de la lymphe, ainfi que dans le rachitis & contre les groffeurs du thymus. Ce remède agit particulièrement par la voie des urines, quelquefois par les felles, mais avec beaucoup de douceur. On peut en continuer l'ufage pendant un ou deux mois, en variant les dofes felon les âges, les tempéramens & les degrés d'intenfité du mal que l'on a à traiter.

CHAPITRE XI.

Combinaisons de la solution du mercure par l'acide marin, avec la solution martiale acéteuse.

APRÈS avoir obtenu des sels neigeux martio - mercuriels , en employant dans nos combinaisons les solutions mercurielles vitrioliques , & les solutions mercurielles nitreuses, il nous restoit à examiner si la solution du mercure par l'acide marin combinée avec la solution martiale acéteuse, produiroit également des cryftaux neigeux martio-mercuriels, & à leur défaut, s'il réfulteroit des deux solutions combinées , une liqueur douce & bienfaisante qui réuniroit les propriétés du fer & du mercure, affociés par la combinaifon fous forme liquide.

Premier Procédé.

J'ai mis dans une petite bouteille, demi-gros de sublimé corrosif, & deux gros & demi de bon esprit-de-vin. Le sublimé s'y est fondu promptement à la chaleur du bain-marie tiède. Il s'y fond également bien à froid, mais plus lentement. J'ai laissé ce liquide pendant plusieurs mois, afin de donner le temps à la substance acide de cette préparation mercurielle, de se combiner avec l'esprit-de-vin. Je n'ai observé aucun changement dans la liqueur pendant cet intervalle ; elle est toujours restée claire & limpide ; on voyoit seulement a la superficie, une légère végétation assez belle en rameaux courts, appliqués sur le verre, & qui ne se fondoient plus dans le liquide. Il s'est aussi précipité au fond du vase, une légère fécule d'un gris-blanc : j'ai remarqué que la liqueur étant mife fur un morceau de verre, y laiffoit après fon évaporation à l'air des cryftaux en aiguilles un peu moins aigües que lorfqu'on employe pour faire cette expérience, la folution encore récente du fublimé corrofif dans l'efprit-de-vin. L'impreffion qu'elle fait fur la langue eft auffi beaucoup moins vive. La digeftion de plufieurs mois dans l'efprit-de-vin, émouffe donc un peu le fublimé corrofif à raifon de la combinaifon qu'il fubit avec le fluide fpiritueux. La folution quoiqu'adoucie, eft encore affez corrofive pour former une efchare.

J'ai mis fur la jambe d'une fille fcrophuleufe, âgée de vingt ans, un peu de charpie imbibée de cette folution, dans l'intention d'y établir un cautère; il s'y eft trouvé au bout de huit à dix heures, une légère efchare formée comme je le defirois, & la malade avoit fouffert pendant prefque tout ce tems, à l'endroit de l'application; preuve certaine que le sublimé conserve toujours, malgré son union à l'esprit-de-vin, & la digestion de plusieurs mois, une action très vive sur les corps animés.

DEUXIÈME PROCÉDÉ.

J'AI mis dans un vaisseau parties égales de la solution spiritueuse de sublimé corrosif,& de la solution de mars faite avec le vinaigre blanc.En versant goutte à goutte la solution martiale qui étoit d'un rouge foncé, sur celle de sublimé, la couleur rouge se perd totalement d'abord, maisensuite elle reparoît,le mêlange reste clair, & ne produit aucune apparence de sel neigeux, ni aucun autre dépôt; mais en plongeant le vaisseau au bain-marie bien chaud, & l'y laissant pendant environ demi-heure, le liquide se trouble, & dépose une fécule épaisse, d'une couleur rouge de rouille assez foncée, sans aucune apparence de sel neigeux.

neigeux. J'ai mis dans un autre vaisſeau égale quantité de la même ſolution de ſublimé & de ſolution de mars faite avec le vinaigre diſtillé. Le mêlange eſt reſté clair. J'ai plongé le vaiſſeau au bain-marie chaud; le liquide s'y eſt troublé, & a dépoſé une fécule rouillée ſans ſel neigeux.

TROISIÈME PROCÉDÉ.

LA ſolution ſpiritueuſe de ſublimé n'ayant point rempli mes vues, j'ai cru devoir ſoumettre à l'action de l'eſprit de ſel un mercure déjà fort atténué, afin de donner à la nouvelle ſolution plus d'analogie avec celle que j'ai faite du mercure dans la liqueur éthérée nitreuſe, & qui a produit avec la ſolution martiale acéreuſe, du beau ſel martio - mercuriel neigeux. J'ai voulu employer d'abord l'eſprit de ſel pur, & enſuite ce même eſprit dulcifié pour diſſoudre le mercure.

Tome II.   P

Je favois cependant d’une part, que l’efprit de fel fe dulcifie difficilement avec l’efprit-de-vin; de l’autre part, que le mercure ne peut fe diffoudre dans l’efprit de fel ordinaire par la voie humide, à plus forte raifon dans celui qui eft dulcifié. Mais je me fuis perfuadé que l’efprit de fel le plus foible, & même le plus adouci par fon union avec l’efprit-de-vin, opéreroit une prompte diffolution du mercure précipité rouge alkalin.

J’ai mis dans un vaiffeau demi-gros de mercure précipité rouge alkalin, & cinq gros d’efprit de fel foible. La folution s’en eft faite affez promptement, & avec effervefcence, mais fans chaleur apparente. L’effervefcence paffée, il eft refté un dépôt très blanc, & affez abondant. Ce dépôt étant lavé & féché, blanchiffoit encore beaucoup le cuivre en le frottant fur ce métal. La liqueur filtrée par le papier avoit confervé la diaphanéité &

la couleur de l'esprit de sel. J'y ai ajouté alors autant en mesure de bon esprit-de-vin ; le mélange est resté clair ; j'ai bouché & ficelé la bouteille , & je l'ai plongée dans l'eau froide. Peu de tems après le liquide s'est troublé , & s'est rempli de quantité de flocons qui se précipitoient comme une fécule légère, composée d'une multitude de crystaux fins en aiguilles. Cette solution mercurielle marine unie à l'esprit-de-vin , avoit une saveur aigrelette mercurielle , beaucoup moins active que celle du sublimé corrosif fondu dans l'esprit-de-vin. Au bout de quarante-huit heures, il n'y avoit dans le liquide nulle apparence d'éther, ni aucun changement, non plus que dans l'espace de dix autres jours suivans. Alors j'ai retiré la bouteille de l'eau, & je l'ai débouchée ; il n'en est sorti aucun air, la liqueur n'avoit pas même l'odeur d'éther, mais seulement celle d'un esprit-de-vin affoibli ; sa saveur

P 2

laissoit sur la langue une impression
acidule mercurielle, qui loin d'être
corrosive étoit très douce ; elle étoit
néanmoins chargée de beaucoup
de mercure, car elle blanchissoit
promptement & fortement le cuivre rouge. Je n'espérois point avoir
de l'éther, puisque j'avois annoncé
dans mon Mémoire sur l'éther nitreux, que l'esprit de sel ordinaire
uni à l'esprit-de-vin, n'en donnoit
point, & qu'il faut pour obtenir l'é-
ther marin, que cet acide soit très
concentré, comme l'a observé M.
le Marquis de Courtenvaux.

Il y avoit au fond de la bouteille
une grande quantité de crystaux
blancs demi - transparens , qui ,
étant agités dans le liquide, y pa-
roissoient sous la forme de fécule
d'une grande légèreté. Chacun des
petits crystaux qui la composoient
étoit si fin , qu'il falloit, pour en reconnoître la forme crystalline, examiner le liquide avec un verre d'un
pouce de foyer, & à la lumière du

foleil. Ces cryftaux étoient d'ailleurs fort courts. Il eft étonnant combien cette folution de mercure précipité rouge, faite par l'acide marin, qui dans le fond eft la même que celle du fublimé corrofif fondu dans l'efprit-de-vin, en diffère cependant à tous égards.

QUATRIÈME PROCÉDÉ.

J'AI féparé par le filtre de papier, le liquide de fa fécule cryftalline ; j'ai verfé enfuite de l'efprit-de-vin fur le filtre, à peu près à la quantité de demi-once pour laver la fécule. Lorfqu'elle a été bien féchée, elle s'eft trouvée très blanche, compofée d'une multitude de petits cryftaux en aiguilles de la plus grande légèreté, car ils ne pefoient que deux grains, fous un volume plus grand que ne feroit pareil poids de fel fédatif fublimé. J'ai été furpris de ne trouver dans cette fécule cryftalline, aucune faveur mercurielle.

En la frottant fortement fur du cuivre rouge poli, à fec, & enfuite hu-
mectée, il n'eft refté aucune trace de
blancheur. J'ai mis de cette même
fécule dans de l'eau bouillante, elle
s'y eft fondue parfaitement, & a
laiffé l'eau un peu louche. Cette
eau avoit une faveur falino-terreufe
très douce, mais nullement mercurielle. J'ai mis de cette eau fur du
cuivre rouge bien poli, fans qu'il
s'y foit formé aucune trace blanche; on peut donc conclure, fans
craindre de fe tromper, qu'il n'y
avoit aucune parcelle de mercure
dans cette fécule cryftalline. L'eau
dans laquelle je l'ai fait fondre étant
refroidie, a dépofé, par la voie de
cryftallifation, quelques petits cryftaux fins; elle en tenoit cependant
encore beaucoup en folution; car
en y ajoutant de la liqueur alkaline
de tartre, l'eau s'eft blanchie confidérablement, & a précipité un dépôt
blanc, brut ou non cryftallin, léger & affez abondant: nouvelle

preuve que la fécule cryſtalline ne contenoit aucune partie de mercure, car le précipité eût été rouge comme le font tous les précipités mercuriels faits par les alkalis fixes.

CINQUIÈME PROCÉDÉ.

J'AI mis de la même fécule dans de l'eſprit-de-vin, que j'ai fait enſuite bouillir au bain-marie, ſans qu'il s'en ſoit fondu aucune partie. Je m'en ſuis aſſuré, 1°. par la quantité de fécule qui étoit la même que celle que j'y avois miſe ; 2°. en verſant ſur cet eſprit-de-vin du *deliquium* de tartre, car il n'en eſt réſulté aucun précipité.

Il eſt donc proũvé par toutes les recherches que nous venons de ſuivre, que la fécule cryſtalline provenant de la ſolution du mercure précipité rouge dans l'acide marin, ne contient point de mercure.

P 4

SIXIÈME PROCÉDÉ.

LA solution marine mercurielle dulcifiée étant bien combinée avec la solution martiale acéteuse, n'a point donné de sel neigeux, sous quelque proportion qu'on ait essayé de les unir, soit à froid, soit à chaud ; il en résulté seulement une liqueur homogène d'une belle couleur rouge.

CHAPITRE XII.

Expériences pour obtenir un sel mercuriel neigeux androgin , par le moyen des solutions mercurielles marines.

N'AYANT point obtenu du véritable sel mercuriel neigeux d'aucune espèce, avec les solutions mercurielles marines dulcifiées ou non dulcifiées , j'ai encore tenté d'autres moyens.

PREMIER PROCÉDÉ.

ON a mis, dans un matras de verre fort, une partie en mesure d'esprit de sel foible & deux parties de bon esprit - de - vin , ce qui a donné des poids égaux. Le mélange a paru s'échauffer un peu. On a bouché exactement le vaisseau avec du liége , & on l'a mis dans un endroit exposé au soleil. Le liquide étoit un peu jaune après le mêlange. Un mois après, sa couleur étoit moins jaune, elle est devenue ensuite presque blanche, claire & diaphane. L'odeur en étoit douce & assez agréable, la saveur étoit acidule & supportable. On a mis alors dans deux gros de cet esprit de sel dulcifié un peu de mercure coulant. On a posé le vaisseau sur des cendres chaudes, & pendant une heure que le liquide a bouilli, on n'a remarqué aucune action d'effervescence ni de dissolution du mercure, & la liqueur posée sur le cuivre rouge n'y a laissé aucune trace blanche; mais seulement une tache noire ; phénomène qui est propre & particulier à l'esprit de sel, soit dulcifié, soit naturel, comme nous l'avons déja remarqué.

DEUXIÈME PROCÉDÉ.

ON a mis du mercure coulant dans une autre portion de cet esprit

de fel dulcifié,& on a expofé au foleil
le vaiſſeau bien bouché. Au bout
de trois ou quatre jours, les globules du mercure qui avoit été diviſé par l'agitation étoient un peu
blanchis; on les a agités de nouveau,
ce que l'on a fait fucceffivement
pendant un mois à plufieurs jours
d'intervalle. Chaque fois qu'on les
agitoit il fe trouvoit fur les globules une poudre blanche qui s'en dé-
tachoit & fe précipitoit; en forte
qu'au bout de ce mois & après
nombre d'agitations, il y avoit beaucoup de cette poudre blanche luifante. Cependant le liquide verfé
& frotté fur le cuivre, n'y laiſſoit
aucune trace de blancheur. Quelque tems après il s'y eſt trouvé
encore davantage de cette poudre
cryſtaline fine, & le mercure étoit
réduit en une poudre mercurielle,
partie grife & partie encore globuleufe. Néanmoins la liqueur acidule marine, où avoit féjourné fi

long-tems le mercure, ne blanchiſſoit nullement le cuivre.

TROISIÈME PROCÉDÉ.

Sɪ l'on met dans un petit volume
d'eau la poudre blanche cryſtaline
qui s'eſt détachée du mercure digéré dans de l'eſprit de ſel dulcifié,
elle s'y fond en grande partie à
froid, & cette eau ne blanchit pas
le cuivre. J'ai verſé un peu d'huile
de tartre ſur cette eau, il s'en eſt
précipité une fécule légère brune;
mais cette fécule ne pouvoit être
mercurielle, puiſque l'eau d'où elle
provenoit n'avoit point blanchi
le cuivre, & que d'ailleurs tout
précipité provenant d'une ſolution
mercurielle acide dans laquelle on
a ajouté un ſel alkali fixe, eſt toujours rouge, comme je l'ai déja
obſervé. Cette fécule blanche étoit
donc, ainſi que la poudre blanche
ſaline cryſtaline d'où elle provenoit,

le produit de quelqu'autre substance alliée au mercure : il s'en suit qu'un esprit de sel foible ou dulcifié doit être très-propre à purifier le mercure, parce qu'il a assez d'activité pour dissoudre & enlever l'alliage des matières minérales ou métalliques étrangères qu'il peut contenir, si on laisse séjourner quelque tems le fluide métallique dans cet acide marin affoibli. Le vinaigre que l'on recommande pour purifier le mercure, peut à la vérité en enlever avec le tems des parties de plomb qui y sont alliées, mais il n'a pas le même pouvoir sur l'alliage de plusieurs autres minéraux, & il ne peut en dépouiller le mercure. L'esprit de sel foible ou dulcifié le fera sans jamais toucher au mercure proprement dit, comme il est prouvé par l'expérience que nous venons de rapporter. Voilà donc un nouveau moyen de bien purifier le mercure.

J'ai cru ne devoir point omettre

ces observations, quoiqu'elles soient
un peu étrangères au principal objet
de mes recherches sur l'esprit de
sel dulcifié. On verra que ces découvertes serviront à en appuyer &
à en former d'autres, que je vais
exposer incessamment & qui peuvent devenir d'un utilité essentielle.
Mon intention a été principalement
de dulcifier beaucoup l'acide marin,
afin de le pouvoir unir ensuite au
mercure, de manière à rendre la
combinaison très-soluble & la plus
douce possible. On sait combien
cette combinaison est corrosive
lorsqu'elle est faite par les voies
ordinaires ; elle donne le sublimé
corrosif.

J'ai déja fait voir dans mon Mémoire de 1760, que le mercure
peut être uni à l'acide marin, celui-
ci étant réduit sous une forme neutre par l'alkali volatil, & qu'il résultoit de cette triple combinaison
du mercure, de l'acide marin &
d'un sel alkali volatil, une nouvelle

subſtance dont l'action eſt très-douce. Mais ici je deſirois employer le fer au lieu d'alkali volatil, pour ſervir de correctif intermédiaire à la ſolution du mercure dans l'acide marin, ſoit en l'uniſſant au mars ſous la forme d'un ſel neigeux androgin, comme nous l'avons obtenu par l'intermède des acides vitrioliques & nitreux ; ſoit pour en former une ſeule & même liqueur qui contînt du mercure & du fer parfaitement combinés. On ſait combien ces deux minéraux opèrent de bons effets contre une infinité de maladies, & combien leur exacte combinaiſon peut en augmenter l'efficacité, lorſqu'ils ſont aſſociés d'une manière inſéparable : *vis unita fortior*. L'eſprit de ſel adouci paroiſſoit un moyen d'autant plus propre à faire réuiſſir mes vues, que le mercure uni à cet acide peut s'étendre dans une prodigieuſe quantité de liquides aqueux, ſans y éprouver la moindre décomposition, tandis qu'il s'en opère une très-considérable de la solution de ce métal globuleux, faite soit avec l'acide vitriolique, soit avec l'acide nitreux. Pour suivre mon plan, je suis passé aux expériences suivantes.

QUATRIÈME PROCÉDÉ.

J'AI mis dans de l'esprit de sel dulcifié, de la manière indiquée ci-dessus, du mercure précipité rouge alkalin. Il s'y est fait à l'instant une effervescence assez vive, suivie de la dissolution d'une grande partie du précipité. Ce qui ne s'est point dissous est resté blanc. J'ai mis dans deux gros du même esprit de sel dulcifié, autant d'eau de puits; le mélange est resté clair & limpide : j'y ai ajouté du mercure précipité rouge alkalin; l'effervescence a été moins vive que lorsqu'on n'ajoute point d'eau dans l'esprit de sel dulcifié. Il s'y en est diſſous une partie, & l'autre eſt reſtée au fond du vaiſſeau en poudre blanche. J'ai fait bouillir le tout ſur un feu doux, j'ai enſuite filtré cette ſolution par le papier; elle eſt paſſée claire, ambrée & fort chargée de mercure. Cette ſolution étant verſée ſur le cuivre, le noircit d'abord; mais elle y forme un dépôt qui le blanchit beaucoup en frottant. Elle laiſſe une ſaveur mercurielle forte ſur la langue, mais ſans impreſſion blanche & corroſive, comme le fait la ſolution du ſublimé corroſif dans l'eſprit-de-vin. La ſolution mercurielle faite ainſi dans l'eſprit de ſel dulcifié, chargé de mercure autant qu'il le peut être, contient environ ſoixante grains de précipité rouge mercuriel par once d'eſprit de ſel dulcifié & ſans eau. Cette ſolution ainſi préparée dépoſe dans l'eſpace de quelques jours une poudre un peu blanche, qui étant agitée dans le liquide & examinée au ſoleil, paroît n'être composée que d'une multitude de petits cryſtaux très fins & ſoyeux, pareils à ceux qui ont été produits par l'union de la ſolution du même précipité dans l'eſprit de ſel non dulcifié, avec l'eſprit-de-vin. Les cryſtaux fins de cette poudre blanche ſont à peu-près ſemblables à ceux qui ſe forment par la ſolution du même précipité rouge dans l'eſprit de nitre bien dulcifié; avec cette différence cependant, 1°. que les cryſtaux ſoyeux provenans de la ſolution du mercure précipité rouge alkalin dans l'eſprit de ſel dulcifié, ne ſont accompagnés, ni ſuivis d'aucune précipitation de poudre griſe; 2°. que ces mêmes cryſtaux ſoyeux ſe fondent fort facilement dans l'eau, même froide; tandis que les cryſtaux ſoyeux de la ſolution mercurielle nitreuſe, ſont accompagnés dans leur formation d'une poudre griſe mercurielle révivifiée, & qu'ils ne ſe fondent dans l'eau que très difficilement, quoiqu'ils foient plus fins que ceux qui réfultent de la folution du même précipité dans l'efprit de fel dulcifié.

CINQUIÈME PROCÉDÉ.

CES cryftaux foyeux marins paroiffoient promettre quelques fuccès pour la formation d'un fel neigeux androgin, par l'union de la folution mercurielle marine dulcifiée avec la diffolution acéteufe du mars. En conféquence, j'ai mis parties égales de ces deux folutions, l'une mercurielle faite dans l'efprit-de-fel dulcifié, & l'autre martiale faite avec le vinaigre blanc. Lorfque je verfois la folution martiale dans l'autre, elle y perdoit fa couleur rouge; parce que l'acide marin, quoiqu'uni au mercure, avoit encore affez d'action pour atténuer la partie du fer qui coloroit la folution martiale : mais à mefure que j'y ai ajouté la folution de mars, la couleur a dominé, & le liquide est resté d'un beau rouge transparent, sans rien précipiter, même dans l'espace de plusieurs heures. J'ai plongé le vaisseau au bain-marie, sans qu'il s'y soit fait aucun précipité, ni formé la moindre apparence de sel neigeux ; la liqueur est restée d'un beau rouge clair. J'y ai ajouté une seconde & une troisième partie de la même solution martiale, sans qu'il y ait paru aucun sel neigeux, ni à froid, ni à chaud. La liqueur est restée fort claire & d'un rouge plus foncé, d'une saveur martiale assez forte, & en même tems d'une saveur mercurielle fort douce. Ce mélange n'a laissé déposer, dans l'espace de plusieurs mois, qu'une légère fécule d'un blanc sale, & en très petite quantité. Cette solution mixte androgine mise sur le cuivre rouge, y laisse une tache noire, qui devient blanche en la frottant.

Sixième Procédé.

Je ne me suis pas contenté de cette combinaison. J'ai fait une forte solution de mars dans le vinaigre diftillé. Cette solution bien faturée, même à chaud, eft reftée claire. Je l'ai filtrée fur le champ, & elle eft devenue un peu ambrée, d'un goût martial plus fort que celle qui avoit été faite avec le vinaigre blanc. J'ai mis de cette solution avec égale partie en mefure de celle de mercure faite par l'efprit-de-fel dulcifié. Ce mélange eft refté clair, fans former aucune apparence de fel neigeux, ni à froid, ni à chaud. J'y ai ajouté une feconde, une troifième & une quatrième partie de la même folution martiale ; le mélange eft refté de couleur ambrée. Si on met le vaiffeau au bain-marie, la liqueur fe trouble légèrement, dépofe de petits globules de mercure révivifié,

& un peu de poudre blanche, qui
ne paroît point avoir de forme de
fel neigeux ni foyeux, même vue
au foleil & avec un affez bon verre.
Malgré cette précipitation de globules, la liqueur blanchit beaucoup le cuivre rouge poli, pourvu
qu'on ne l'y laiffe que quelques minutes avant que de la frotter ; car fi
elle y refte environ une demi-
heure, la tache devient noire, &
ce qu'il y a de mercuriel femble
tellement s'incorporer avec les parcelles cuivreufes, qu'il n'eft plus
poffible de faire blanchir la tache
en la frottant. Elle refte conftam-
ment noire.

Conclufions relatives à la pratique de Médecine.

Sɪ les procédés que je viens d'expofer ne produifent point de fel neigeux mercuriel, ils procurent au
moins l'union du mercure au fer
fous forme liquide. La folution

mixte martio-mercurielle que l'on obtient, bien loin d'être corrosive comme la solution de sublimé corrosif, est au contraire très douce, & susceptible d'être employée avec beaucoup de succès & sans danger, dans beaucoup de maladies chroniques & opiniâtres, telles que les maladies syphilitiques, les affections scrophuleuses, rachitiques, &c. contre lesquelles on sait que les apéritifs toniques ont beaucoup d'efficacité. D'ailleurs, on peut étendre cette solution martio-mercurielle marine dans l'eau, & l'affoiblir autant que le genre de maladie & la constitution du malade paroissent l'exiger, sans craindre de la décomposer.

Nous devons observer ici que la manière dont M. Van-Swieten administre le sublimé corrosif, c'est-à-dire en l'étendant dans beaucoup d'eau-de-vie, est propre à l'adoucir; puisqu'il est constant d'après nos procédés que l'esprit-de-vin, en dulcifiant l'esprit-de-sel, devient un excellent correctif de ce sel métallique corrosif.

Si on charge de mercure l'esprit-de-sel dulcifié, de la manière que j'ai indiquée ci-dessus, il est certain que la solution sera incomparablement plus douce que ne le peut être celle du sublimé corrosif dans l'eau-de-vie, & qu'elle ne sera pas moins efficace; car c'est intrinsèquement le même remède, qui peut se dissoudre & s'étendre de même dans une grande quantité de liquide aqueux ou spiritueux quelconque, sans y éprouver la moindre décomposition. J'ai employé avec beaucoup de succès cette dernière solution du mercure faite dans l'esprit-de-sel dulcifié, sans que les malades qui en ont pris aient jamais eu de salivation, & sans qu'ils en aient ressenti le moindre accident. On peut aussi faire prendre cette solution en beaucoup plus grande dose que celle du sublimé corrosif, & faire par-là rouler

rouler plus de fubftance mercurielle dans le fang & dans la lymphe; ce qu'il eft fouvent important
de pratiquer pour déraciner entièrement le virus morbifique foumis
à l'énergie du mercure.

Le mercure mis ainfi fous une
forme liquide dulcifiée, foit combinée avec les folutions martiales
acéteufes, foit fans ce correctif, eft
préférable, à bien des égards, aux
préparations où le mercure eft réduit en fels neigeux ou foyeux,
quoique ces fels aient auffi des propriétés très précieufes.

CHAPITRE XIII.

Recherches sur la nature des sels neigeux & soyeux mercuriels.

PLUSIEURS des phénomènes que j'ai observé dans la formation des sels mercuriels neigeux & soyeux m'ont fait naître le désir de connoître plus parfaitement la nature de ces sels, & de m'assurer s'ils devoient leur existence & leur conformation crystalline à la partie métallique proprement dite & globuleuse du mercure, ou bien à un principe particulier inhérent à ce fluide métallique. Nous avons vu jusqu'ici que les sels soyeux mercuriels en se formant laissoient toujours précipiter une poudre grise mercurielle globuleuse qui se séparoit de la véritable partie soyeuse. Nous avons aussi remarqué que quelques-uns de ces sels ne prenoient de la solidité & de l'éclat que lorsqu'ils étoient combinés avec la solution acéteuse-martiale.

Pour obtenir les éclaircissemens que je desirois, j'ai pris de l'esprit-de-nitre dulcifié fait par digestion, cohobation & ébullition continuée pendant quatre ou cinq jours, avec une partie en mesure d'esprit-de-nitre foible & deux parties d'esprit-de-vin : j'ai mis un gros de cet esprit-de-nitre dulcifié dans une bouteille, avec cinq à six grains de mercure précipité rouge alkalin. Il ne s'y est point fait d'effervescence apparente. J'ai laissé le tout reposer à froid pendant dix à douze heures. Le précipité s'est un peu blanchi dans cet intervalle. La liqueur blanchissoit alors fortement le cuivre. J'ai ensuite plongé la bouteille au bain-marie bien chaud, sans être bouillant. Le précipité y est devenu plus blanc. J'ai pour lors filtré le liquide, qui est passé clair. Il blanchissoit fortement le cuivre, & se trouvoit par conséquent fort chargé de mercure. Ce liquide a déposé, en dix ou douze heures, une poudre grise qui paroissoit très peu soyeuse. J'ai fait bouillir sur le marc de nouvel esprit-de-nitre dulcifié, que j'ai ensuite filtré. Il ne blanchissoit plus le cuivre. Il a déposé, en dix ou douze heures, une fécule blanche légère, composée de crystaux extrêmement fins & soyeux. J'ai encore fait bouillir le marc avec de pareil esprit-de-nitre dulcifié, & le liquide filtré a fourni de nouveau une fécule composée de crystaux soyeux très fins, d'une grande beauté.

Il paroît donc déjà prouvé que ce n'est point le mercure proprement dit qui fournit ces crystaux soyeux. On pourroit soupçonner que ce seroit une terre qui viendroit du sel alkali employé à former le précipité. Mais nous avons vu que le mercure coulant, digéré pendant long-tems avec de l'esprit-

de-sel dulcifié, fournit une substance saline, blanche, crystalline,
qui ne participe en rien du mercure. Nous avons aussi remarqué
que les crystaux mercuriels nitreux,
provenant de la solution concentrée de ce fluide métallique dans
l'esprit-de-nitre, quoique dépouillés
presque totalement de ce qu'ils con-
tenoient de vraiment mercuriel par
une première solution dans le vinaigre distillé, produisoient encore
beaucoup de sel neigeux en les
faisant bouillir de nouveau dans le
même acide, & que cette seconde
solution blanchissoit moins le cuivre que la première. Nous avons
encore observé qu'après la formation de l'éther nitreux mercuriel,
& lorsque sa liqueur acidule avoit
laissé déposer beaucoup de poudre
grise, & formé tous les crystaux
mercuriels, le liquide qui restoit,
sans blanchir davantage le cuivre,
produisoit cependant par l'évaporation des crystaux plus confus &

en aiguilles, qui n'étoient nullement mercuriels. Ce font autant d'argu-mens, qui prouvent qu'il y a dans le mercure une fubftance minérale particulière, propre à former les fels neigeux & foyeux; que cètte fubf-tance a cependant affez de rapport avec la partie globuleufe, pour fe tenir liée avec elle dans ces mêmes fels, lorfqu'on a employé de fortes ébullitions & les précautions né-ceffaires pour les unir entr'elles. Il arrive cependant toujours, que la partie globuleufe fe fépare quelque tems après de la fubftance foyeufe, fous la forme d'une poudre grife qui fe révivifie facilement.

Quoique je n'aie point encore déterminé le véritable caractère de la partie minérale quèlconque qui fe trouve dans le mercure, & qui contribue à former les fels foyeux, je me fuis affuré qu'elle ne participe en rien du plomb. J'ai reconnu d'ailleurs, par un effai analytique, que cette fubftance eft véritablèment terreufe. En l'uniffant à un acide, foit marin foit nitreux, elle forme un fel neigeux, d'un goût fade & terreux; ce fel neigeux fe fond dans l'eau, & s'en précipite en la blanchiffant, lorfqu'on y ajoute de l'alkali du tartre, comme le font toutes les félénites.

Une obfervation de pratique qu'il me paroît important de ne point omettre ici, c'eft que cette partie minérale quelconque qui fert à former le fel neigeux mercuriel, lorf-qu'elle eft unie à une portion glo-buleufe de ce demi-métal, peut encore fe combiner avec le fer, fans abandonner la partie globu-leufe. Il en réfulte un mixte falin, fondant, tonique, & apéritif très doux, qui agit avec beaucoup d'effi-cacité contre les maladies qui indi-quent l'ufage des atténuans & des apéritifs.

Conclusion.

REVENONS actuellement à l'objet essentiel qui doit diriger les travaux du Médecin vraiment ami de l'humanité, savoir, la conservation de ses semblables. Je n'ai rien omis de ce qui m'a paru pouvoir y contribuer. Les recherches dont on lit l'exposition dans cette dissertation aboutissent toutes à faire connoître, 1°. que l'on peut obtenir de l'éther de chacune des sept solutions métalliques, faites par l'acide nitreux, même par l'acide marin, & combinées avec l'esprit-de-vin, presque toujours dans la proportion de parties égales en mesure de solution, & d'esprit-de-vin. 2°. Que les métaux, particulièrement l'or, le mercure & le fer, traités par cette combinaison, fournissent des résultats précieux pour l'usage de la Médecine, sur-tout en les soumettant aux différens procédés que j'ai rapportés dans le plus grand détail. 3°. Que quoique le mêlange de la solution de mercure dans l'esprit-de-sel combiné avec l'esprit-de-vin n'ait point produit d'éther, il en résulte cependant, ainsi que je l'ai fait voir, une solution mercurielle d'une grande vertu dans les maladies lymphatiques, soit qu'on la prescrive seule, soit qu'on la combine avec des solutions martiales-acéteuses, pour être étendues ensuite dans des liquides aqueux.

Tout concourt à prouver que la plupart des préparations métalliques dont nous venons de traiter sont de très bons remèdes fondans, propres à diviser la lymphe, & à subjuguer les différens virus fixés dans l'humeur muqueuse qui occupe les cellules réticulaires soit. de la peau, soit des autres organes. La nature connue des principes de ces préparations, les nouvelles qualités qu'ils acquièrent par leurs combinaisons, les effets salutaire que j'en ai obtenus en faveur des malades doivent inviter à en faire usage. Cependant, il n'appartient qu'au Médecin versé dans la connoissance des maladies, & instruit de l'opiniâtreté de leurs causes, de juger dans quelles circonstances on doit employer de préférence tel ou tel des nouveaux médicamens proposés dans nos trois dissertations. Je crois néanmoins pouvoir assurer que le mercure rendu soluble par les *hepar-sulphuris*, soit par la voie sèche, soit par la voie humide, est une des meilleures préparations mercurielles que l'on puisse employer. J'en ai tiré le plus grand avantage dans les maladies dartreuses, scrophuleuses, & dans la plupart des maladies chroniques occasionnées par l'épaississement & l'âcreté de la lymphe.

Fin du Tome second.

TABLE

ALPHABÉTIQUE

Des matières contenues dans les Contre - Poisons de l'Arsenic, du Sublimé corrosif, du Verd-de-gris & du Plomb.

B , *joint aux numéros des pages, signifie second Volume.*

A.

Acide marin, son existence soupçonnée dans l'arsenic, 36 , 165. Sur quoi est fondée cette conjecture, 58; elle donne lieu à une autre, 64, 111; est appuyée par un fait, 78.

Acidule (boisson), contr'indiquée dans le cas de poison arsenical, 165 , 166. Comment elle pourroit réussir à la suite de ce poison, 167; son usage dans l'empoisonnement par le verd-de-gris, 357 dans la colique métallique B. 16, 23.

Alkali (sels), son action sur le verd-de-gris, 353.

A

B.

E.

F.

FER, effet de son mêlange avec l'arsenic, 79; sublimation du mêlange, destruction du métal vénéneux, 80; — pur, n'a rien de nuisible à l'œconomie animale, si on le prend à l'intérieur, réduit en poudre très fine, 93.

Fomentation émolliente est fort utile dans le poison arsenical, 171, 173.

Fontaines de cuivre, danger de les laisser aux tonneaux de vin ou de vinaigre, 271.

— filtrantes ont un inconvénient de la part des lames de plomb sur lesquelles il se forme une poussière analogue à la céruse, 242.

H.

HEPARS (les) décomposent la solution du verd-de-gris dans l'huile, 344; manière de les administrer contre le verd-de-gris, formé par des graisses, *ibid.* manière de s'en servir lorsque l'empoisonnement est déja ancien, 350; décomposent les solutions de

L.

M.

P.

Tome II.   R

circonstance où ce danger a été prévû, 295.

Soufre, ne pouroit-il pas adoucir la terre de l'arsenic, comme il adoucit celle de l'antimoine ? 35.

Sublimé corrosif, sa nature, sa dangereuse activité, 185 ; nécessité de prévenir les abus dans son débit par un règlement, B. 33.

T.

TABLES de plomb dans les cabarets, devroient être réformées, 41.

Teinture alkaline de Sthaal n'est pas purement alkaline, 195 ; procédé pour en obtenir une autre qui le soit davantage, 196.

— Anti-Rachitique d'Helvetius, sa composition, ses bons effets, 353.

Terre calcaire, très abondante dans le précipité de la solution arsenicale par l'*hepar* calcaire, B. 1.

— de l'arsenic, est-elle analogue à celle de l'antimoine ? 35 ; causticité de celle-ci produite par son union aux acides, raison d'analogie, 36, 37.

Thériaque, très contraire dans le cas de poison arsenical, 151, 168 ; convient

F I N.

De l'Imprimerie de CLOUSIER, 1777.

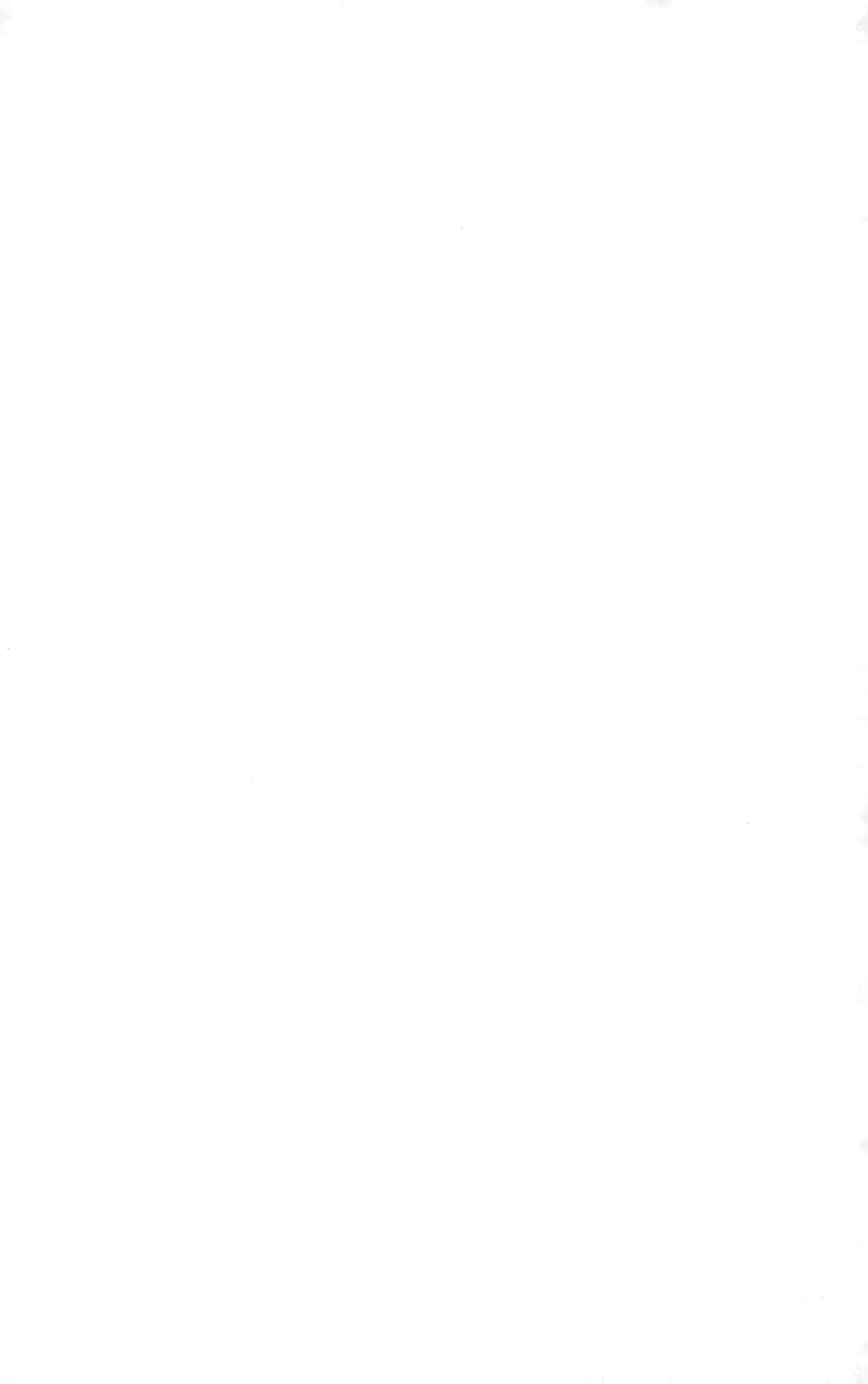